자궁,
칼 대지 않고
수술합니다

절개 · 적출 · 출혈이 없는, 여성을 위한 비수술적 하이푸 치료

자궁, 칼 대지 않고 수술합니다

초판 1쇄 발행 2018년 10월 31일
초판 2쇄 발행 2018년 11월 5일

지은이 김태희

발행인 백유미 조영석
발행처 (주)라온아시아
주소 서울시 서초구 효령로 34길 4, 프린스효령빌딩 5F

등록 2016년 7월 5일 제 2016-000141호
전화 070-7600-8230 **팩스** 070-4754-2473

값 14,500원
ISBN 979-11-55323-33-5 03510

이 도서의 국립중앙도서관 출판예정도서목록(CIP)은 서지정보유통지원시스템 홈페이지(http://seoji.
nl.go.kr)와 국가자료종합목록시스템(http://www.nl.go.kr/kolisnet)에서 이용하실 수 있습니다.
(CIP제어번호 : CIP2018033047)

라온북은 독자 여러분의 소중한 원고를 기다리고 있습니다. (raonbook@raonasia.co.kr)

절개 · 적출 · 출혈이 없는, 여성을 위한 비수술적 하이푸 치료

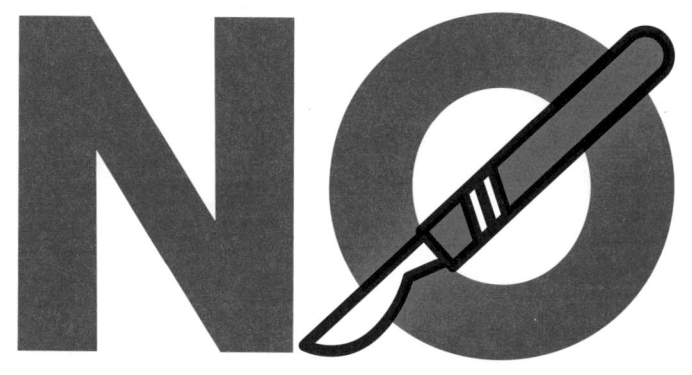

NO 자궁 칼 대지 않고 수술합니다

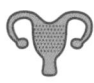

하이푸 외과 전문의 **김태희** 지음

RAON
BOOK

출혈과 통증 없이도 종양을
치료할 수 있다

자궁근종은 비교적 흔한 종양이며 별 다른 문제 없이 평생 지닐 수 있는 경우도 있다. 그렇지만 출혈과 통증, 난임 등의 증세로 고통을 겪는 사람들도 상당한 수에 이른다. 치료법은 자궁근종절제술, 자궁적출수술, 호르몬 약물치료 등 다양하다. 그중에 비수술적 치료로 자궁동맥 색전술이 1994년에 발표됐고, 하이푸 치료가 1999년도에 시작됐다. 2000년대에 들어서면서는 자궁동맥 색전술과 하이푸에 대한 임상 사례가 축적되면서 칼을 대지 않아도 자궁근종을 치료할 수 있는 길이 열렸다.

자궁동맥 색전술은 양쪽 자궁동맥을 색전 물질로 막으면 자궁근종으로 혈액 공급이 차단돼 그 크기가 점점 줄어드는 원리로 치료하는 방법이다. 이때 정상 자궁 근육층은 다른 동맥으로부터 영양 공급을 받기 때문에 문제가 되지 않는다. 또 하이푸는 고강도의 초음파를 한 초점에 모았을 때 생기는 열로 근종을 괴사시키는 방법이다. 정밀한 초점을 자유롭게 움직여 자궁근종 전체를 치료할 수 있기 때문에 자궁동맥 색전술보다 정밀하게 자궁근종을 치료할 수 있는 방법이라는 것이 나의 의견이다.

내가 처음 하이푸 치료를 시작했을 때는 둘째아이가 아직 엄마 뱃속에 있을 때였다. 요즘 여덟 살 소녀가 돼서 부쩍 자란 모습을 보면 '그간 짧지 않은 시간이 지났구나' 하는 생각이 든다. 처음 하이푸 치료를 시작했을 때 새로운 개념의 치료와 그 결과에 놀라고 만족스러워하기도 했지만, 분명 한계도 느꼈다.

좀 더 좋은 방법을 찾기 위해 논문도 많이 찾아보고 단 한 마디의 대답을 듣기 위해 일본으로 고명한 의사를 찾아가는 수고도 마다하지 않았다. 그 당시 자궁근종 하이푸 치료는 초창기였기 때문에 오히려 치료법에 새로운 아이디어를 적용할 여지는 많았다. 학회에 새로운 치료법에 대해 발표하는 것은 큰 즐거움이었고, 일찍 하이푸와 같은 신기술에 참여하게 된 것을 큰 행운으로 여기고 감사하게 생각했다.

그동안 치료에 정진하면서 하이푸의 한계를 극복하고 치료 영역을 넓히는 발견이 두 가지 있었다.

첫째로 내가 발견한 것은 소나조이드를 이용해서 하이푸 치료 효과를 높이는 방법이다. 소나조이드는 초음파 조영제로 하이푸 치료를 할 때 사용하면 적은 에너지로도 종양을 괴사시킬 수 있게 도와

준다. 따라서 치료 효과를 높일 뿐만 아니라 자궁 주변의 정상 장기로 열이 적게 전달되기 때문에 합병증 가능성을 낮춰줄 수 있다.

둘째로 내가 발견한 것은 하이푸 치료와 자궁동맥 색전술을 부분적으로 같이 적용하는 것이다. 자궁근종 내부에 혈액이 많거나 크기가 거대한 경우 하이푸 단독 치료로는 실패하거나 합병증이 병발할 가능성이 높다. 그래서 생각해 낸 것이 마치 젖은 장작을 말린 다음에 불에 태우듯이 자궁동맥을 부분적으로 막고 이어서 하이푸 시술을 하는 것이었다. 자궁동맥을 전체 다 막는 일반적인 색전술은 시술 후 심한 통증이 장기간 지속될 가능성이 있기 때문에 환자들에게 부담을 준다. 그러나 하이푸와 병행하는 부분적인 색전술에서는 생체 분해되는 물질로 자궁동맥을 부분적으로 막은 다음 하이푸를 한다.

소나조이드와 부분 색전술을 하이푸에 도입하면서 이전에는 하이푸로 치료하지 못하던 사례들을 치료할 수 있게 되었다. 지금은 거의 모든 자궁근종을 하이푸로 치료할 수 있다고 보고 있다.

자궁근종은 비교적 흔한 병이다. 여성이라면 누구나 자신이나 가까운 지인에게 자궁근종이 생겼다는 이야기를 들을 확률이 높다. 반면에 생각보다 많은 수의 여성들이 자궁근종이나 선근증의 치료를 위해서라며 자궁 적출을 권유받는다. 그런데 자궁 적출은 신체적, 정서적으로 상당한 후유증을 남긴다는 사실을 간과하는 사람들이 의외로 많아, 책을 통해 절개 수술 없이도 자궁근종을 치료할 수 있다는 사실을 널리 알릴 필요가 있다고 생각했다.

건강보험심사평가원에 따르면 2017년 자궁근종, 자궁선근증 진단을 받은 여성은 37만 명을 넘어섰으며 해마다 조금씩 증가하는 것으로 확인된다. 여성의 건강을 위협하는 중요한 질병 중 하나로 자궁선근증은 우리나라 전체 여성 가운데 12~18%에서 발병하고 있다. 약 57%는 자궁근종도 동반하는 것으로 알려져 있다.

예전 같으면 자궁선근증은 수술로만 치료하기가 어려워 자궁 적출을 하거나, 그렇지 않으면 진통제와 호르몬제로 근근이 버티던 병이었다. 그러나 이제 하이푸가 도입되면서부터 절개 없이 근치적으로 자궁선근증만 치료할 수 있는 길이 열렸다. 자궁선근증 치료에 앞으로는 하이푸가 획기적인 전환점이 될 것으로 보인다.

이 책을 내면서 특별히 감사드리고 싶은 분들이 있다. 하이푸와 인연을 맺게 해주신 윤강준 원장님, 큰 영감을 준 일본의 오쿠노 테츠치 원장님, 그리고 오랜 시간 교류해 왔고 지금은 같이 논문작업을 하고 있는 충칭의과대학 조쿤 교수님에게 깊은 감사를 드린다.

하이푸·외과 전문의 **김태희**

• 목차 •

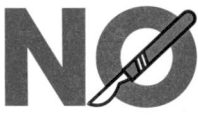

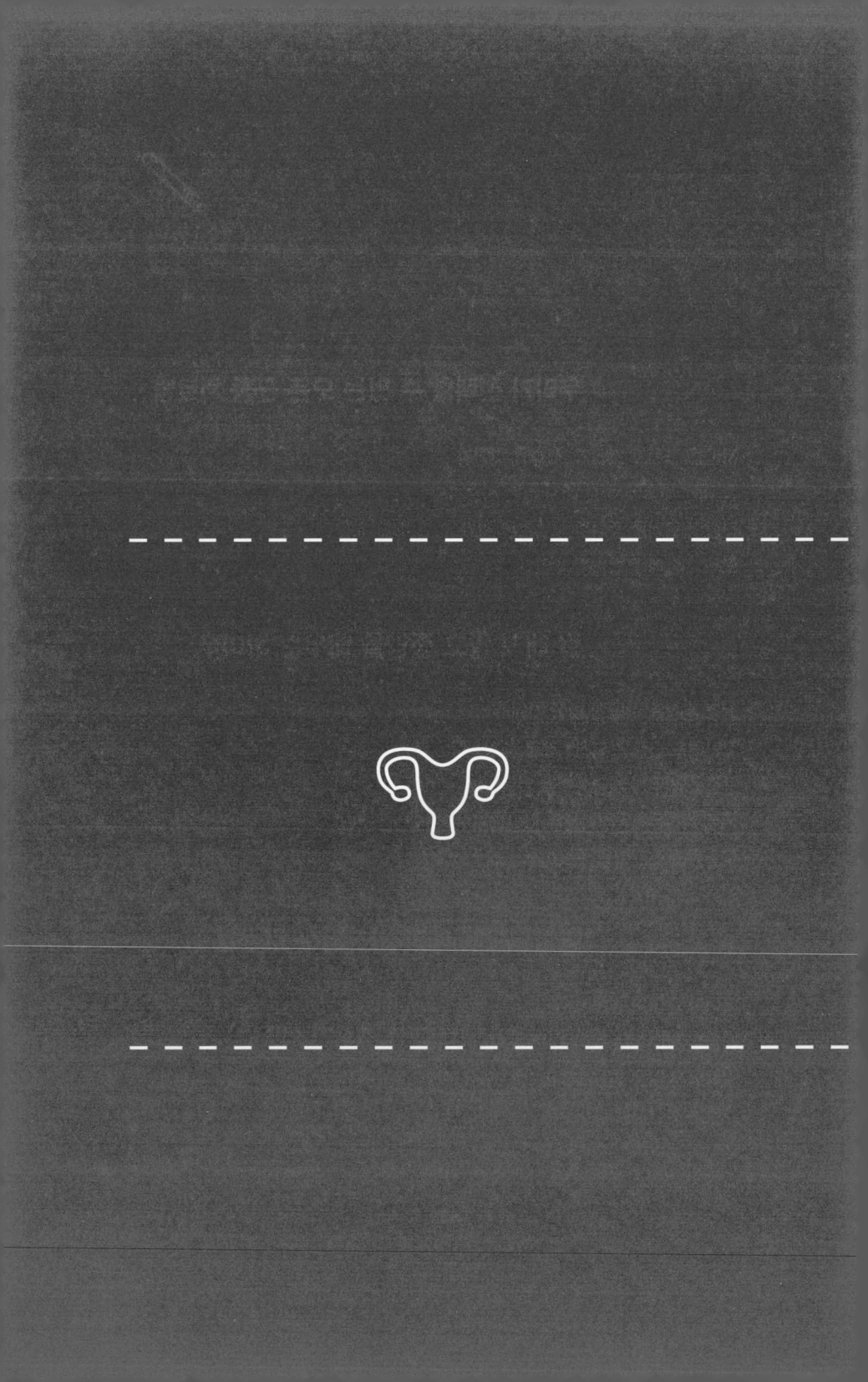

CHAPTER

1

- -

절개 없이
자궁을
치료한다

- -

다른 장기를 압박하는
거대 자궁근종

어느 날 30대 중반의 여성이 생리통이 심하다며 병원에 찾아왔다. 다른 병원에서 검사를 해본 결과 다발성 자궁근종이 발견되었는데, 적출을 권유받았다고 했다. 이 여성은 결혼을 했지만 아직 아이가 없는 상태였기 때문에 적출하지 않고 자궁을 보전할 수 있는 방법을 찾고 있었다. 그녀가 우리 병원을 수소문해 찾아온 이유는 비수술적 치료인 하이푸(HIFU: High Intensity Focused Ultrasound) 시술을 고려했기 때문이었다.

자궁 안에 4개 이상의 자궁근종이 생겼을 때 다발성 근종이라고 진단하는데, 종양이 여러 개 있다고 해서 무조건 수술을 해야 하는 것은 아니다. 자궁질환은 여성호르몬과 직접적인 관계가 있기 때문에 자연스레 작아지기도 하고 여성호르몬 영향으로 커지기도 한다. 자궁근종은 위치에 따라 점막하 근종, 장막하 근종, 근육내 근종으로 나뉘는데(2장 <그림 6> 참조), 그 위치와 크기에 따라 추적관찰을 하는 것이 우선이다. 자궁근종은 생명과 직결되는 큰 질병은 아니지만 가임기 여성에게는 난임의 원인을 제공할 수 있기 때문에 방치해선 안 된다.

이 여성의 경우 주치의 판단에는 곧바로 치료가 필요해 보이지는 않았기 때문에 연고지 병원에서 추적관찰을 하기로 했다. 3개월까지 경과를 봤는데 여러 개의 자궁 근종 중 하나가 커지면서 간으로까지 올라와 있는 것을 발견했다. 환자가 원하는 대로 자궁의 절개 없이 근종을 치료할 수 있는 하이푸 시술을 하기로 결정했다.

최근에는 고강도 초음파로 원하는 부위를 정밀하게 태울 수 있는 하이푸 시술이 등장해 절개와 출혈이 없이도 자궁을 보전하면서 자궁질환의 증세를 호전시킨 사례가 많이 보고되고 있다. 하이푸는 강력한 초음파 에너지로 환자의 몸속 깊숙이 존재하는 종양을 순간적으로 괴사시키는 치료이기 때문에 몸에 칼을 댈 필요가 없는 시술법이다. 돋보기로 햇빛을 모으면 종이를 태울 수 있듯이 초음파 에너지를 집적해서 종양을 태우는 원리로 치료한다.

하이푸 시술을 하고 1개월 후 환자의 생리통은 바로 없어졌다. 3개월이 지나고 MRI로 확인해 본 결과 이 여성의 자궁근종은 50%까지 크기가 줄어들어 있었고, 볼록했던 배가 많이 들어갔다. 가끔 환자들은 시술 즉시 종양이 흔적도 없이 사라질 것이라고 상상하기도 하고, 시술을 하고 나면 갓 태어난 아기처럼 깨끗해진 자궁이 될 것이라고 상상하기도 하는데, 어떤 치료이든 20~40년이 된 장기가 새것처럼 깨끗해지는 방법은 없다. 하이푸 시술 후 괴사된 종양의 흔적들은 주변 조직에 흡수되어 점점 줄어들기까지 시간이 걸린다. 괴사된 종양은 보통 3개월 후면 30~50%, 1년 후면 70~90%가 사라진다. 때로는 자궁 내막에 생긴 점막하 근종일 경우 생리 때 밖으로 빠져나오기도 하는데, 이 환자의 경우에도 그랬다. 자궁 내막에 남아 있던 근종 덩어리를 집 근처의 산부인과에서 질을 통해 꺼냈다고 사진을 보내왔다.

자궁 내막에서 줄어든 근종 덩어리가 밖으로 빠져나오면 환자들은 상쾌한 기분이 들 것이다. 그러나 의학적 소견으로는 괴사된 근종이 몸속에 남아 있든 밖으로 빠져나오든 딱히 상관은 없다. 자궁근종이 죽어 있는 채로 형체가 남아 있는 것은 문제가 되지 않는다.

여성의 자궁은 제2의 심장

자궁근종은 자궁의 평활근에 생기는 양성종양으로 환자의 생명에는 지장이 없지만, 자칫 방치하다가 출혈, 통증 등의 증상으로 이어질 수 있다. 만약 자궁근종이 있는데 출혈, 통증에 시달린다면 거대 자궁근종일 확률이 높다. 생리량이 많아졌거나 생리통이 심해지고 있다면 생리 증상 때문이라고 그냥 지나칠 일만은 아니다. 대수롭지 않게 넘기고 지나갔다가 치료를 받지 못한 자궁근종이 점차 커지면서 결국 거대 자궁근종이 될 수 있다.

자궁(uterus, 子宮)은 여성에게 있어 소중한 장기다. 여성에게 자궁은 제2의 심장이라는 말이 있을 정도다. 자궁근종은 여성에게 생기는 가장 흔한 양성종양인데, 자궁 근육층을 구성하는 자궁 근육세포의 유전자 돌연변이로 발생한다. 이른 초경, 늦은 폐경, 임신 경험이 없는 경우, 비만 등이 자궁근종의 위험 요인으로 손꼽히고 있다. 증상으로는 크기나 위치에 따라 생리 과다, 생리통, 골반통 등이 나타나는데, 최근에는 가임기 여성인 20, 30대에 발병률이 늘어나고 있다.

2003년과 2013년의 연간 자궁근종 발생률을 연령대별로 보면 26~30세 여성이 0.21%에서 0.73%로 3.48배 증가해 발생률 증가 폭이 가장 컸고, 31~35세가 2.68배로 증가 폭이 두 번째로 컸다. 결혼이 늦어지면서 더불어 초산도 늦어졌기 때문이 아닐까 하는 분석도 있다.

자궁근종은 평상시에는 조그맣거나 자연적으로 소멸하기 때문에 인지하지 못할 수도 있지만, 크기가 큰 거대근종, 여러 곳에 발병한 다발성 자궁근종은 적절한 치료를 해야 한다.

똥배인 줄 알았더니 자궁근종이라고?

마른 체구에 유달리 배가 많이 나온 환자가 내원했다. 3년 동안 자궁근종을 치료하기 위해 한약을 꾸준히 먹었는데, 근종이 점점 커지고 있어서 한약만으로는 더 이상 어려울 것 같다며 찾아온 것이었다. 다른 병원에서 자궁적출수술도 권유받았지만 아직 미혼이라서 나중에 출산하지 않게 되더라도 적출은 고려하고 싶지 않다고 했다.

MRI 촬영을 해보니 자궁근종의 크기는 18.5cm 정도로 골반을 가득 채우고 있으면서 배꼽 위로도 올라와 있었다. 좌우로 봤을 때도 마치 18cm가량의 큰 방패로 배를 가리고 있는 것 같이 보였다. 누워 있을 때 보면 임신 8개월 정도는 된 것처럼 배가 나왔다.

처음에 하이푸 시술을 하자고 했을 때 환자는 반신반의하는 모습이었다. 3년 동안 한약을 먹어도 근종이 커지기만 했기 때문에 비수술 치료가 정말 효과가 있는지 믿기지 않는다고 했다.

나는 크기가 큰 거대 근종을 보면 적극적으로 치료하려고 한다. 작은 근종의 경우에는 어느 의사든 하이푸 시술을 할 수 있지만,

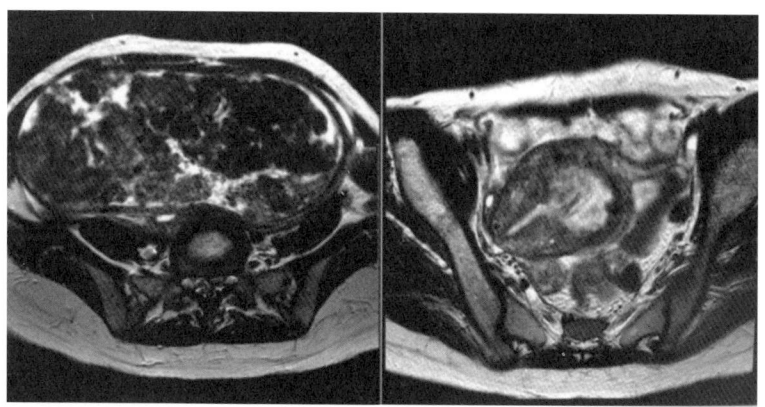

〈그림 1〉 거대 근종의 하이푸 시술 전(왼쪽)과 후(오른쪽) MRI 사진

크기가 이처럼 큰 거대 근종을 한 번에 하이푸로 치료할 수 있는 의사는 드물기 때문이다. 3개월 정도 지나면 그동안 입던 바지가 맞지 않을 정도로 배가 쏙 들어갈 거라고 호언장담을 하며 시술을 시행했다.

너무 세게 얘기했나 싶은 생각도 살짝 있었지만 결과는 만족스러웠다. 하이푸 시술 후 한 달이 지났을 무렵, 환자는 분비물이 나오면서 찌꺼기 같은 것도 많이 나온다고 했다. 그것은 괴사된 근종 조직이 자궁 내막을 통해서 밖으로 배출되는 것이라고 안심시켰다.

시술하고 3개월이 지나고 나서 내원했을 때 MRI 촬영을 했더니 근종의 크기가 90% 이상 줄어들어 있었다. 동시에 이전에는 찾아보기 힘들었던 정상적인 자궁 근육층이 두껍게 올라와 제자리를 찾아가고 있었다. 임신부 같았던 환자의 배는 납작해졌고 이전에 입던 바지는 더 이상 입을 수 없게 되었다. 그녀의 삶이 변화를 맞이할 준비를 하고 있었던 것이다.

"적출하지 않고
치료할 수는 없나요?"

40대 중반의 여성이 내원했는데, "아파 죽겠다"고 할 정도로 심한 통증이 있었다. 생리 기간이 아니어도 부정출혈이 심했는데 빈혈까지 있을 정도로 상태는 심각했다. 비수술 치료로 하이푸 시술을 알아보다가 나를 만난 것이었는데, 처음에는 너무나 평온한 얼굴을 하고 있어서 상태를 알아차리지 못했다. "제가 선근증이 좀 있습니다"라고 하길래 MRI를 찍어봤는데, 14cm 넘는 거대 선근증인 데다가 혈류가 굉장히 강해서 치료하기가 힘든 경우였다.

자궁근종은 자궁 내 근육에 생기는 양성종양인 데 비해, 자궁선근증은 종양이라기보다 자궁 내막에 있어야 할 조직이 알 수 없는 이유로 근육 쪽으로 파고들어가서 여러 가지 증세를 일으키는 질병이다. 자궁 내막은 생리 주기에 따라 증식하고 생리혈과 함께 벗겨져나가

19

얇아지는 식의 주기를 반복하는 곳인데, 간혹 내막세포가 제자리를 벗어나 자궁 근육층에 침투해서 증식하는 경우가 있다. 이것이 선근증이다.

쉽게 말하면 선근증은 자궁이 붓고 피나고 아픈 병으로, 근종과는 다르게 병변의 경계가 명확하지 않다. 근종은 껍질을 가지고 있는 혹이기 때문에 경계가 명확한 반면, 선근증은 의사가 임의로 치료 범위를 정해야 한다. 그래서 진단 후 치료하기도 쉽지 않은데, 경계가 없이 붓는 병이라서 병변 조직만 제거하기가 애매하기 때문이다.

이 여성은 미혼이었는데, "결혼은 안 할 것 같긴 하지만 그래도 적출은 하기 싫어요"라는 생각이었다. 선근증의 크기가 너무 커서 하이푸를 해도 1회 시술만으로는 힘들어 보였다. 걱정이 되는 부분은 선근증 부위가 척추와 너무 가까워서, 하이푸 시술을 할 때 무리하게 강도를 높였을 경우 신경 손상이 생겨버릴 위험이 컸다.

이럴 때 문제를 해결할 수 있는 방안으로 우리 병원에서는 혈관치료와 하이푸를 병행하고 있다. 부분적으로 자궁동맥 색전술(3장, 4장 참조)을 응용한 동맥내 혈관치료를 함께 시행할 경우 고난이도의 자궁근종과 자궁선근증을 치료할 수 있다. 혈관치료로 자궁동맥의 혈류를 일시적으로 막으면 거대 근종이나 거대 선근증 안의 혈류량이 줄어드는데, 이 상태에서는 하이푸 시술이 가능해지고 효과 또한 높아지기 때문에 좋은 선택이 된다.

이 환자도 역시 혈관치료와 하이푸 시술을 병행해서 실시했다. 일반적으로 자궁동맥 색전술만 시행했을 경우 거대 선근증은 증상이 완화될 확률이 통계에 따라 57~75%에 불과하고 55%는 재발, 26%는 결국 적출하지만, 이렇게 하이푸와 병행하면 적출이나 절개 없이도 환자는 훨씬 편안해진다. 이 환자는 치료하고 1개월 후 바로 생리통이 없어졌고 빈혈 증상도 완화됐으며, 3개월 후부터는 병변의 크기가 확연하게 줄어들었다.

예전에는 자궁선근증이라고 하면 치료하기가 어려운 병이라서 진통제를 쓴다든지 호르몬 약이나 피임제로 하혈이나 통증을 완화시키면서 버티는 수밖에 없었다. 그러나 이것은 근본적인 치료가 될 수 없어서 결국엔 병원에서 자궁 적출을 권유받는 것이 수순처럼 되어 있었다. 다행히도 하이푸 시술이 등장한 이후로는 원하는 부위만 정밀하게 태울 수 있기 때문에 적출하지 않고도 자궁을 보전하면서 치료할 수 있게 되었다.

자궁 적출은 여성에게 육체적, 심리적으로 상실감을 주는 치료다. 자궁 적출 후에 심한 우울증에 시달리거나 이전에 없었던 요통 등의 부작용을 겪는 경우도 상당하다. 자궁 적출로 치료가 끝났어도 이런 증상들은 딱히 의사의 도움을 받을 수 없는 경우가 많아 여성들을 더욱 힘들고 아프게 한다.

최근에 주목받고 있는 하이푸는 비절개이면서 통증이 거의 없기 때문에, 가까운 미래에는 자궁선근증 치료에 하이푸가 대세가 될 것이라고 전망하고 있다. 예전에는 출혈량을 줄인다든지 증상 완화를

위해 한의원으로 찾아갔던 환자들이 하이푸의 도움을 받는 사례가
점점 늘어나고 있다.

자궁 적출은 상실감을 남긴다

내가 초등학교 6학년이었을 때 어머니가 자궁근종 진단을 받
았다. 병원에서 자궁을 적출해야 한다는 이야기를 듣고 수술 날짜를
잡고 나서, 아버지가 근심 가득한 얼굴을 하셨던 기억이 난다. 건너
편 아파트에 사는 어떤 여자가 자궁 수술을 받다가 죽었다는 이야기
도 얼핏 들었다. 2주간 이모와 사촌누나가 번갈아가며 우리 집에 와
서 밥해 주고 빨래해 주며 집안일을 도와주던 기억도 아직까지 생생
하다.

어머니는 열흘 정도 입원하셨는데, 당시에 나는 어렸기 때문에 그
상황이 어떤 것인지 잘 알지 못했다. 어머니가 사실은 큰 수술을 받
았다는 것을 커서야 알게 되었다. 지금은 자궁근종 수술 후 열흘보다
빨리 퇴원을 시키지만, 그래도 보름 이상 쉬어야 하는 수술이다.
30년이 지난 지금도 이런 수술이 빈번하게 시행되고 있다는 점은 사
실 놀라운 일이다. 자궁 적출을 하지 않고도 치료할 수 있는 색전술
같은 치료법은 우리나라에서 사장되다시피 했다는 점은 안타까운 현
실이다.

의학이 발달하면서 외과적인 수술은 절개하는 수술에서 점점 최

소 절개만 하는 수술로, 미세침습에서 비침습으로(조금만 상처를 내는 치료에서 상처 내지 않는 치료로) 변화해 왔다. 어머니가 수술을 할 당시에는 비수술적 치료라는 개념이 없었다. 오히려 일반인들 사이에서 자궁은 그저 아기를 낳을 때만 필요한 장기라는 인식이 있었다. 자궁이라는 장기는 수정란이 착상하는 곳으로, 그저 아기가 엄마 몸 밖으로 나오기 전까지 자라고 보호되는 곳으로 쓰일 뿐이라고 생각한 것이다.

그렇지만 사실 자궁에 다른 어떤 기능이 있을지 아직 알려지지 않았을 뿐 무엇이 더 숨겨져 있을지 알 수 없다. 나중에 의사가 되고 나서 알게 된 것은 자궁적출수술 후 환자들이 부작용을 호소한다는 것이다. 몸에 밸런스가 무너지거나 몸이 냉해지거나 우울감이 온다거나 성욕 감퇴가 온다거나 하는 것들이다. 드문 사례이긴 하지만 자궁적출을 위해 개복 수술을 한 후, 장 유착이 심하게 생겨서 장이 막히는 바람에 다시 개복 수술을 하는 경우도 있다.

나의 어머니도 병실에 누워 피 묻은 기저귀 같은 걸 갈고 며칠씩 아파서 누워 있던 기억이 난다. 2주 후부터는 조금씩 거동하긴 하셨지만, 몸속 장기를 하나 떼어낸다는 것은 쉽게 생각할 일은 분명 아니다. 어머니는 수술 후 부작용이었는지 모르겠지만 쉽게 피로하고 얼굴에 잔주름이 생기고 왠지 잔병치레도 더 하는 것 같다는 말씀을 하시곤 했다. 퇴원하고 얼마 후에는 폐렴이 와서 호되게 고생하셨던 기억도 난다.

요새는 대학병원에서 자궁 적출을 권유받으면 "자궁을 적출하고 나서 부작용은 없을까요?"라고 질문하는 사람들이 늘어났다. 아이를 낳을 계획이 없는 사람들에게도 자궁과 유방은 여성으로서 정서적인 큰 의미가 있는 장기이기 때문이다. 어쨌거나 자궁과 유방의 장기 적출은 여성 환자에게 치료 이후의 정서적 건강에까지 영향을 미치는 면이 있기 때문에 신중해지는 것 같다.

자궁적출수술을 할 때는 양쪽 자궁동맥을 묶고 자르는데, 이러면 자궁동맥의 혈류가 완전히 없어진다. 그런데 골반 내 동맥들은 다들 서로 이어져 있으며, 자궁동맥이 꼭 자궁으로만 혈관을 공급하는 것은 아니라는 데 문제가 있다. 자궁동맥은 난소로도 혈관을 공급해 주는데 자궁 적출을 하면 난소의 기능이 떨어지는 사례도 있다. 난소를 남기더라도 에스트로겐을 만드는 기능이 떨어질 수 있는 것이다. 자궁적출수술 전후로 에스트로겐 수치를 재봤을 때 수치가 떨어져 있다면 난소 기능에 영향을 주었다고 판단한다.

자궁이 붓고 피 나는 병, 자궁선근증

심한 생리통과 생리 과다가 있었던 30대 후반의 여성이 수차례 유산 경험 후에 하이푸 치료를 위해 내원했다. MRI 촬영을 하고 약 8cm의 자궁선근증을 발견했다. 출산이라든가 여러 가지 이유 때문에 자궁도 이동을 하는데, 이 여성은 자궁 후굴 상태에 있었기 때문에 하이푸 시술이 힘든 상황이었다.

자궁은 방광 뒤 대장 앞에 있는 장기로 전체적으로는 서양배를 거꾸로 놓은 모양처럼 생겼는데, 위쪽은 자궁 체부(자궁 몸통), 아래쪽은 자궁 경부(자궁 목)로 나누어볼 수 있다. 자궁 후굴이란 자궁 체부가 뒤로 기울어진 상태를 말한다. 자궁 후굴 상태에서는 신경과의 거리가 가까워져서 하이푸 시술을 할 때 열로 인한 합병증 가능성을 배제할 수 없다. 이 환자의 경우 하이푸 시술이 가능하도록 자궁을 전방으로 전위시킨 후에 선근증 치료에 들어갔다. 자궁을 전방으로 전위시키는 과정을 거치면 치료 부위를 시술 사정거리 안으로 안착시킬 수 있어서, 적은 에너지로도 시술을 안정적으로 성공시킬 수 있다.

이 환자는 선근증이 좌우로 넓게 분포되어 있어 골반을 채우고 있었지만, 하이푸 시술은 원활하게 진행됐으며 무리 없이 치료가 되었다. 시술 직후 선근증의 괴사 여부를 바로 확인할 수 있기 때문에 혹시라도 미진한 부분이 있으면 다시 치료하는 것도 가능하다.

하이푸 시술을 하고 3개월 후 생리통이 거의 없어졌으며, 생리혈의 양이 절반으로 줄어드는 등의 효과를 볼 수 있었다. 선근증의 부위는 약 44% 줄어들었고, 괴사된 선근증 또한 안정적인 흡수가 이뤄지는 것이 보였다.

젊은 선근증 환자가 늘고 있다

여성의 자궁은 여러 질환에 노출되어 있는데, 자궁근종과 함께 자궁선근증은 여성에게서 가장 많이 발생하는 자궁질환이다. 자궁선근증은 자궁 내막 조직이 자궁 근육층에 착상해서 비정상적으로 커지는 병이다. 자궁은 수정된 난자가 착상하고 생리혈을 만드는 내막과 그 주위를 둘러싼 근육층으로 이루어져 있다(2장 〈그림 8〉 참조). 자궁 내막은 생리 주기에 따라 증식과 탈락을 반복하는데, 알 수 없는 이유에 의해 내막에 있는 세포가 근육층에 착상하면 자궁선근증이 생긴다.

자궁 내막의 세포는 원래 내막에 있어야 한다. 특이하게 내막세포는 증식을 하는데, 생리 때 밖으로 탈락되어 나가지 못하고 근육층에 들어가서 자라면 선근증이 되는 것이다. 이런 건 생리 때 벗겨나가지 않고 오로지 커지기만 할 뿐인데, 그 자체로서 상당한 통증을 동반한다. 자궁근종은 동그랗게 껍질을 만들면서 혹으로 자라나는 것인 데 반해, 자궁선근증은 착상해서 세포들이 퍼져나가는 것이다. 선근증은 달라붙는 것이라서 경계가 뚜렷하지 않고 MRI에서만 볼 수 있다. 왜 자궁 내막에 있어야 할 내막세포가 근육층으로 가는지 그 원인은 아직 밝혀진 바가 없다. 다만 자궁 내막에 상처가 많이 생기면 생길수록 통계적으로 근육층으로 착상되는 경우가 많다.

자궁선근증은 35~50세에 잘 생기는 질환으로 77%가 만성 골반통을 동반한다. 또는 생리통, 생리 과다, 성교통 등의 증상을 겪기도 한다. 대표적인 증상으로는 비정상적인 출혈, 골반통, 난임 등이 있으며 자궁근종보다 치료의 난이도가 높다. 최근에는 20, 30대 여성에게도 자궁선근증 발생률이 높아지다 보니 선근증의 비수술적 치료에 대한 관심도 점점 높아지고 있다.

자궁선근증은 발견했다고 해서 바로 치료에 들어가지는 않는다. 크기와 위치가 양호하고 증상의 발현이 없다면 일단 경과를 지켜보는 것이 우선이다. 정기적인 검진을 통해서 자궁선근증이 커지지는 않았는지, 다른 곳에도 발병되지는 않았는지 지켜보는 것이 중요하다.

자궁선근증으로 인해 생리통, 골반압박통, 신경통이 있거나 생리 과다, 하혈, 빈혈 증상이 있다면 치료가 필요한 상태다. 무엇보다 환자가 힘들어할 것이고, 착상이 힘들어지거나 조기유산이 되는 등 난임의 상황이 올 수도 있다.

절제술 vs 색전술 vs 하이푸

자궁선근증 환자 중 약 40%는 별다른 증세가 없다고 한다. 그러나 많은 자궁선근증 환자들이 심한 생리통, 생리혈 과다, 성교통 등의 증상으로 고생한다.

40대 중반의 어느 여성이 심한 생리통으로 내원했다. 생리 기간 중 3일간은 다량의 진통제를 복용해 왔으며, 생리 기간이 아닌 평상시에도 묵직한 하복부 통증이 있었다고 한다. 생리 양도 많아서 생리 시작 첫날에는 1시간 30분 정도의 간격으로 생리대를 한 개씩 써야 할 정도여서 일상생활이 많이 힘들었다고 한다.

MRI 사진을 봤을 때 심한 선근증으로 정상 근육층이 주변부로 많이 밀려나 얇아져 있었으며, 척추를 따라 위로 올라가 배꼽 근처까지 선근증이 커져 있었다. 이 때문에 복부 쪽으로 압박이 있어서 배도 많이 나와 있었다.

자궁선근증은 자궁 한쪽 벽이 두꺼워져 있다든지, 환자가 만성 골반통증이 있다든지, 여러 상황을 종합해서 초음파를 통해 진단한다. 어디부터 어디까지 선근증이 생겼는지 보기 위해서는 MRI를 필수로 추가해야 한다. 예전에는 내막쪽 조직검사까지 실시하고 확진을 하곤 했지만, 영상기술의 발달로 최근에는 MRI로 확진을 끝낸다.

사례의 여성은 하이푸 시술 후 1개월이 지나자 평상시 있던 묵직한 통증이 사라졌으며, 생리통도 생리 양도 절반으로 줄었다. 3개월이 지나자 생리통도 생리 양도 20%까지 감소했으며 일상생활에 문제가 없을 정도가 되었다. 시술하고 나서 1년 후 생리통은 거의 사라졌으며 선근증으로 인한 복부 팽만이 사라지고 없었다.

자궁선근증은 임신도 잘 안 되고 통증으로 인해 굉장히 고통스러워하는 경우가 많은데, 약물 치료로는 한계가 있어 변칙적으로 수술을 하기도 했다. 그나마 전체적으로 자궁벽이 부어 있는 경우에는 수술이 불가능했고, 선근증이 한 곳에 국한된 경우에만 자궁 보전적 수술을 시도할 수 있었다. 뚜렷한 경계가 없는 자궁선근증은 일부를 파내는 식의 수술을 해야 한다. 자궁 보전을 목적으로 약간의 도움을 주는 것인데, 성공률이 50%인 데다가 선근증 세포가 남기 때문에 빠른 시간 안에 재발하는 경우가 많았다.

한편 자궁동맥 색전술은 주로 자궁근종에만 시술하는 것으로, 통계에 따라 57~75%의 성공률로 알려져 있다. 그나마 성공률이 높지 않아 장기적으로는 재발, 적출로 이어질 확률이 높은 치료법으로, 선근증 치료에는 한계가 있다. 색전술은 출산 후 출혈 때문에 사망 위험에 처했던 여성을 위해 자궁동맥을 막는 응급처치를 했던 일에서 유래했다. 지혈을 위해 동맥을 막는 시술을 한 후 외래에서 환자를 살펴보니 원래 환자가 가지고 있던 자궁근종이 많이 줄어들어 있는 것을 발견한 것이다. 자궁은 자궁동맥으로 혈관 공급을 받기도 하지만, 난소동맥이라든지 골반 내 동맥에서도 영양분을 받는다. 따라서 자궁동맥을 막아도 정상 자궁세포는 살아 있지만 자궁동맥으로만 영양분을 받는 자궁근종은 영양분을 받지 못해 줄어든다는 결론을 내린 것이다.

이후로 자궁을 보전해야 할 이유가 있거나 수술을 할 수 없는 상황인 자궁근종 환자의 경우에는 자궁동맥 색전술을 매력적인 치료법으로서 선택할 수 있게 되었다. 그러나 문제는 동맥을 막자마자 순간적으로 허혈성 충격을 받기 때문에 환자가 수일에서 심지어는 수주간 통증 때문에 무척 괴롭다는 것이다. 그나마도 35%는 재발한다고 알려져 있고, 26%의 환자는 결국엔 적출로 이어졌다는 통계가 있다.

자궁선근증은 자궁의 정상 근육층 사이사이에 병변 조직이 위치한 양성 자궁질환이다. 자궁근종과 달리 정상 조직과의 병변 경계가 모호하기 때문에 환자의 건강 상태와 종양 조직에 따라 신중하게 치료법을 선택해야 한다. 환자와 보호자 입장에서는 자궁을 보전하는 방법을 찾게 마련인데, 이럴 때 선택할 수 있는 대표적인 비수술적 치료가 하이푸다. 칼을 대지 않기 때문에 질개와 출혈이 없어서 환자의 관심도가 점점 높아지고 있다. 초대형 하이푸의 경우에는 1.1×1.1×3.3mm의 작은 초점으로 종양조직을 괴사시키기 때문에 고난이도의 자궁선근증 치료에서도 효과를 볼 수 있다.

"혈류가 강해서
치료가 힘들대요"

30대 중반의 여성이 결혼 후 임신을 준비 중이었는데 자궁근종이 발견되었다. 10cm의 비교적 큰 근종이었는데 임신 계획이 있는 가임기 여성이었기 때문에 복강경보다 개복 수술로 근종을 제거하기로 했다. 아무래도 복강경 팔보다는 사람 손으로 꿰매는 것이 정밀하기 때문이다. 대학병원에서 근종절제술을 위해 수술실로 들어갔던 환자는 치료를 하지 못하고 개복했다가 다시 닫고 나오고 말았다.

환자가 수술실에 있는 동안 남편에게 연락이 왔는데, "수술이 어렵겠습니다. 혈류가 너무 강해서 근종을 제거하기가 힘듭니다"라는 전언이 있었다. 절제술에서는 아무래도 출혈이 생기기 때문에 혈류가 너무 강하면 수술 시 조작을 하다가 감당할 수 없는 상황이 오기가 쉽다. 진료실에서 다시 만난 의사에게 "호르몬 치료도 해보겠지만 혹시 적출할 생각은 없습니까?"라는 이야기를 듣고 이 여성은 절대 하지 않겠다는 대답을 한 뒤 비수술적 치료를 찾아봤다고 한다.

그 뒤로 이 여성은 하이푸 시술을 하는 산부인과를 찾아갔다고 하는데, MRI 촬영 후에 "혈류가 너무 강해서 하이푸 시술을 해도 효과가 미진할 수 있습니다. 그래도 원하시면 시술을 할 수는 있지만 치료는 제한적일 것입니다"라는 얘기를 들었다고 한다. 하이푸 시술에 대해 좀 더 알아본 이 여성은 우리 병원으로 방문해서 혈관치료를 병행한 하이푸 시술을 받았다. 1개월 후 생리 관련 증상들은 현저하게 없어졌으며, 3개월 후에는 근종의 크기도 70% 줄어들었다. 증상도 완화된 데다가 임신 준비를 하는 데는 무리가 없는 상태가 되었다.

근종이 변성되면 치료가 어렵다

거대 근종일 경우에도 치료가 어려운 사례가 많지만, 앞선 30대 여성의 경우처럼 혈류가 강하거나 자궁근종이 2차적 변성을 보이는 경우에도 치료가 어려워진다. 액화 변성, 출혈성 변성, 유리질성 변성, 석회화 변성 등이 있는데, 근종의 변성은 임신 중에도 잘 생기며 통증을 동반하기도 한다.

거대 근종에 액화 변성이나 강한 혈류까지 겹친 상황이라면 개복 수술이나 복강경은 물론 하이푸 시술도 어렵다는 이야기를 들을 수 있다. 초음파를 집속해서 열로 종양을 없앤다는 하이푸의 치료 개념은 간단한 것 같지만 의사의 숙련도에 따라서 치료의 질이 달라질 가능성이 있다. 하이푸 시술을 선택하겠다고 마음먹었다면 거대 근종이나 변성된 근종에 대한 치료 프로토콜이 있는지 확인해 볼 필요가 있다.

43세의 여성이 내원했는데, 12cm의 거대 근종인 데다가 액화 변성이 진행되어 있었다. 근종의 상태가 딱딱한 부분이 테두리밖에 없을 정도로 물이 많았다. 환자는 생리양이 너무 많고 근종이 방광을 눌러 소변이 자주 마려운 바람에 힘들어하고 있는 상태였다.

하이푸 시술을 원하는 환자에게 상황을 설명하고 혈관치료를 병행했다. 치료 기전은 밝혀지지 않았지만 혈관치료를 병행해서 하이푸 시술을 하면 액화 변성의 근종은 물이 확 빠진다. 이 환자도 1개월 후 근종의 크기가 확 줄어 있었고, 3개월 후에는 액화 변성의 근종에서 물이 다 빠져 근종의 크기가 70% 줄어들 정도였다.

우리 병원에서 시행하는 하이브리드 치료인 혈관치료는 치료가 어려운 자궁근종과 자궁선근증을 치료하기 위해서 고안한 방법이다. 자궁으로 흐르는 동맥에 인체 성분과 유사한 혈류교정제를 투입해 혈류의 흐름을 일시적으로 막는 것이다. 영구적으로 막지 않는다는 점에서 자궁동맥 색전술과는 다르다.

원래 색전술은 양쪽 자궁동맥을 완벽하게 다 막아야 하는 치료법이다. 그런데 자궁동맥을 완벽하게 막으면 환자가 출산의 고통만큼

이나 아픈 통증을 견뎌야 한다. 언젠가 색전술 치료에 대한 후기 글들을 찾아서 읽어본 적이 있는데, 주로 "아파 죽겠어요" "한 달 만에 자리에 앉을 수 있게 됐어요" 등의 내용들이었다. 게다가 색전술은 정상 자궁근육이 손상을 받는다든가 하는 부작용이 생기기도 한다.

하이푸와 병행하는 동맥내 혈관치료에서는 부분적으로만 혈류를 조금 떨어뜨려 주고 영구적으로 막는 재료는 쓰지 않는다. 하이푸를 도와주는 목적으로 색전술을 차용한 셈이다. 그래서 '부분 색전술'이라는 말을 쓰기도 했는데, 최근에는 '동맥내 혈관치료'로 통일해서 말하고 있다. 자궁동맥을 다 막아서 색전술을 실시했을 때는 환자가 상당히 아파하는데, 같은 병실의 옆자리 환자가 겁이 난다고 말할 정도다. 자궁질환에 색전술이 널리 쓰이지 않는 이유 중 하나는 바로 그 통증 때문이다.

하이푸 시술에서 동맥내 혈관치료가 중요한 이유는 자궁근종의 혈류가 너무 강하거나 크기가 너무 크면 하이푸 시술이 실패하거나 부작용이 생길 가능성이 있기 때문이다. 그러면 환자는 다시 절개 수술을 받거나 심지어 자궁을 적출해야 하는 상황이 온다. 하이푸 병원에 온 환자들은 비수술적 치료를 받고 싶어서 온 것이기 때문에, 다른 곳으로 옮겨다니지 않고도 치료가 가능하도록 끝까지 비수술적 치료로서 처치를 완료해 줘야 한다는 것이 내 생각이다. 그러다 보니 우리 병원에서는 하이푸의 한계성을 넘어서는 시도를 해왔고, 종양외과와 산부인과와 영상의학과를 넘나드는 치료를 하게 되었다.

예전에는 우리 병원에서도 MRI를 찍어본 후에 이렇게 저렇게 궁리를 해봐도 하이푸로는 도저히 비수술적 치료가 안 될 것 같은 환자들이 있었다. 그러나 동맥내 혈관치료를 병행한 후로는 하이푸 시술이 실패해서 수술로 넘어가는 사례가 현격하게 줄어들었다. 2016년부터 최근 2년간 비수술적 치료가 되지 않아서 수술로 넘어간 사례는 우리 병원에서는 단 한 건도 없었다.

하이푸 시술에서 주의할 점

거대 자궁근종을 갖고 있지만 자궁 적출은 원하지 않는 경우, 치료가 필요하지만 개복 수술에 대한 거부감이 있는 경우에는 칼을 대지 않고 절개나 출혈 없이 치료하는 하이푸를 고려해 볼 수 있다. 그런데 12cm가 넘는 자궁근종의 경우에는 거대 근종이라고 해서 하이푸 시술을 피하는데, 그것은 하이푸가 초음파 에너지인 열을 이용하는 치료이기 때문이다. 자칫 주변의 정상 기관에 고온의 열이 영향을 미쳐 화상의 위험을 줄 수 있다는 가능성을 생각하는 것이다.

고강도 초음파 집속술인 하이푸에 대한 대한산부인과학회의 진료 지침을 살펴보면, 다음의 경우에는 하이푸 시술 시 특별한 주의가 필요한 것으로 돼 있다.

- 최대 자궁근종의 크기가 12cm를 초과하는 경우

- 다발성 자궁근종으로 장시간의 시술이 예상되는 경우
- 자궁선근증 병변이 자궁 전체에 넓게 퍼진 경우(미만성 자궁선근증)
- 초음파가 투과하는 복부 경로상에 반흔(scar)이 있는 경우
- 이전 하이푸 시술에서 치료 효과가 충분하지 않았던 경우

발달 속도가 빠른 종양, 크기가 크거나 여러 개인 종양, 종양 내 혈류가 강한 종양, 척추신경과 가까운 종양 등 치료가 어려운 자궁근종과 자궁선근증의 경우 환자는 하이푸 시술을 하는 병원을 찾아가도 시술이 불가능하다는 이야기를 들을 수 있다. 그렇지만 하이푸 시술 전 동맥내 혈관치료를 시행하면 자궁의 종양으로 유입되는 비정상 혈관을 교정할 수 있기 때문에, 유형에 상관 없이 모든 종양을 비수술적 방식으로 치료할 수 있다.

동맥내 혈관치료를 하면 1단계로 먼저 근종 내 혈류가 낮아지는 데다가 이것만으로도 괴사되는 근종이 있기 때문에, 하이푸 시술 효과가 높아질 뿐만 아니라 치료시간이 짧아진다. 게다가 주변조직으로 열이 전달되어 부작용을 일으킬 가능성 또한 낮아진다. 치료 후 별도의 호르몬 치료나 피임약 처방이 필요하지 않고 한 달 후, 3개월 후, 6개월 후, 1년 후 자궁근종이 괴사되어 사라지는 것을 직접 눈으로 보고 몸으로 느낄 수 있기 때문에 환자들의 만족도는 높다.

"신경 손상 때문에
한 번에 치료가 안 된대요"

지방에서 한 환자분이 올라왔다. 지방의 모 산부인과 병원에서 6cm 자궁근종을 하이푸로 치료받았는데 신경 손상이 있어서 한 달째 고생하고 있다고 했다. 현재 상태가 어떤지 앞으로 어떻게 될지에 대해 치료받았던 병원에서 설명을 해주지 않아 많이 답답하고 무섭다고 했다. 하이푸 치료가 한 번에 되지 않아 추후 더 치료를 받아야 한다는 설명을 들었다는데, '이건 아니다' 싶은 생각을 하던 참에 직장 동료의 소개를 받고 서울까지 오게 되었다는 설명이었다. 직장 동료는 한 해 전 나발성 거대 근종을 우리 병원에서 치료받은 뒤 한 번에 말끔하게 치료됐다면서 적극 추천을 한 모양이었다.

하이푸 시술 후 신경 손상은 드물긴 하지만 가능성도 있는 합병증이다. 〈그림 2〉에서 보면 척추(요추 4, 5번)과 천골(척추와 붙어 있는 골

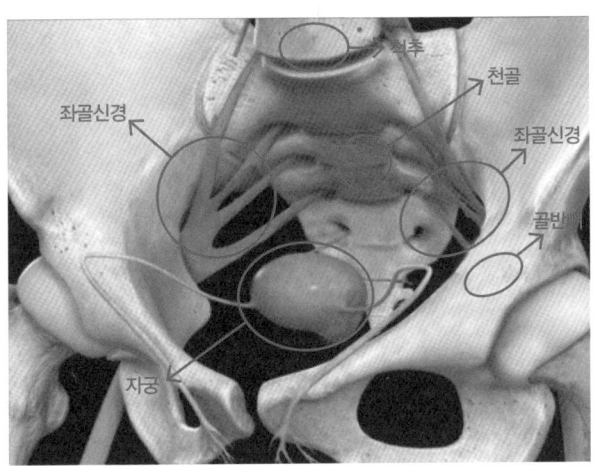

〈그림 2〉 자궁과 좌골신경의 위치

반뼈)에서 나오는 신경 가닥들이 모여서 좌우 양쪽에 좌골신경이라는 굵은 신경을 만든다. 자궁은 골반 안에 자리잡고 있는데 자궁 뒤쪽으로 이 좌골신경이 지나간다. 그래서 자궁 하이푸 시술을 할 때 혹시라도 열이 뒤쪽으로 전달되면 좌골신경에 자극을 주어 손상이 갈 가능성이 있다. 실제 통계로는 이런 경우가 거의 없긴 하지만 그래도 조심해야 하는 부분이다.

하이푸는 전신마취를 하지 않는다

좌골신경은 골반을 빠져나가 다리 쪽으로 내려오면서 하지의 중요한 신경으로 작용한다. 따라서 좌골신경이 다치면 다리에 감각

이상, 통증, 저린 증세, 심하면 운동 기능의 손상이 오는 경우도 있다. 이 환자분과 이야기를 하면서 왜 신경을 다쳤는지 살펴보았는데, 두 가지 문제점이 있었다.

첫째는 척추마취를 하고 하이푸를 받았다는 점이다. 자궁근종 하이푸를 할 때는 척추마취나 전신마취를 하면 절대 안 된다. 수면 진정 상태에서 환자와 대화를 나눌 수 있어야 하는데, 만일 시술 중 신경에 열이 전달되면 환자가 항문 주위, 허벅지, 종아리 등을 아파하기 때문에 자주 환자 상태를 모니터하고 아프면 어디가 아픈지 물어가며 시술을 해야 한다. 척추마취를 하면 환자가 통증을 느낄 수 없기 때문에 신경이 다치고 있는데도 모른 채로 시술을 해버리게 된다.

둘째는 누워서 시술을 받았다는 점이다. 환자가 누우면 〈그림 3〉과 같이 중력 방향으로 골반 깊숙이 자궁이 내려간다. 그러면 자궁이 신경과 가까워지면서 신경 손상 가능성이 커진다. 반면에 환자가 엎드린다면 중력의 영향으로 자궁이 복벽 가까이 떨어지면서 장도 위쪽으로 밀리고 자궁근종도 하이푸 치료 헤드와 가까워지기 때문에 시술이 편해진다. 그리고 등쪽에 있는 신경과 자궁이 멀어지기 때문에 훨씬 안전해지는 것이다.

만일 근종이 크거나 혈류가 강한 경우라면 시술 자체도 어려울 뿐 아니라 치료시간이 길어져 신경 손상 가능성도 높아진다. 이럴 때 자궁동맥에 부분적으로 약물을 씀으로써 과도한 혈류를 줄여주고 하이푸 시술을 하는데, 신경 손상을 피하기 위해서는 환자가 엎드린 상태

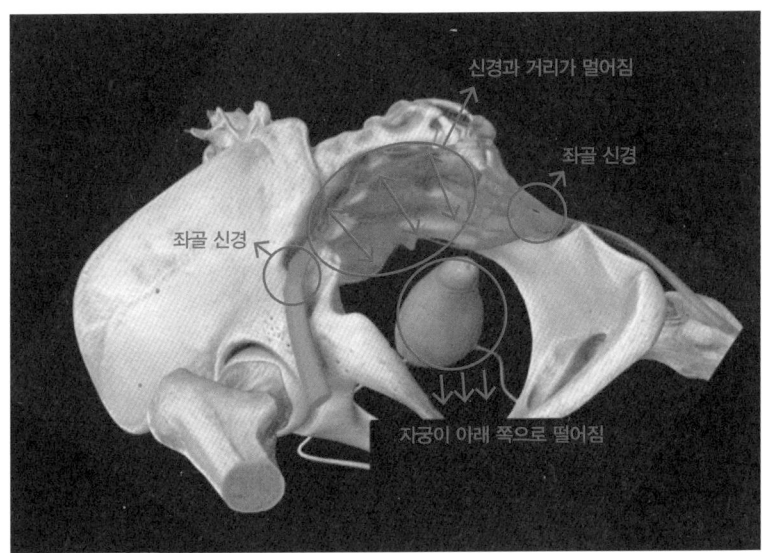

신경과 거리가 멀어짐

좌골 신경

좌골 신경

자궁이 아래 쪽으로 떨어짐

〈그림 3〉 엎드린 환자의 자궁 위치

에서 시술을 받아야 한다. 이 환자의 경우에는 다행히 운동신경은 손
상받지 않고 감각신경만 다친 경우였다. 이럴 때 대개는 4개월 안에
돌아오기 때문에 너무 걱정하지 않게 안심시켜 드리고, 좀 더 빠른 회
복을 위해서 신경 붓기를 완화시키는 약과 신경을 강화시키는 약을
처방했다.

신경은 열에 약하다

하이푸는 최근에 산부인과에서 자궁질환에 많이 쓰이고 있지만,
초기에는 간암에도 많이 쓰였다. 그 이유는 간에는 신경세포가 거의

없기 때문에 열로 치료하는 하이푸를 적용하기에 부담이 없기 때문이다.

우리 병원은 자궁 치료와 암 치료를 병행하는 하이푸 병원이기 때문에 간혹 하이푸로 뼈 전이 치료가 가능한지 물어보는 분들도 있다. 암 통증의 약 60~80%가 뼈 전이로 인해 생기는 것이니 궁금할 법도 하다. 그런데 하이푸는 열로 암을 치료하기 때문에 골막 주위의 통증을 유발하는 염증에는 효과적이지만(복장뼈, 갈비뼈 등은 효과가 좋은 경우가 많다), 열이 주 에너지원인 까닭에 두개골, 척추와 같이 중추신경이 지나가는 곳 주변은 치료하지 않는다. 신경은 열에 약하기 때문에 중추신경 근처를 하이푸로 치료하면 위험하다.

암환자 통증의 흔한 원인으로 암세포가 신경을 침범하는 경우가 있다. 이럴 때는 대개 통증 조절이 어려워서 마약성 진통제로도 해결이 안 되면 신경차단술을 고려해 보기도 한다. 나의 경험으로 봐도 그렇고 논문을 찾아봐도 하이푸는 다른 치료법에 비해 암 통증 조절에 탁월하다. 췌장암, 간암, 후복막암은 하이푸로 치료하기에 좋은 경우다.

"하이푸 시술 후
아기가 생겼어요"

29세의 여성이 자궁선근증 때문에 내원했다. 20대에 선근증이
생기는 경우는 드문 사례인데, 다른 병원에서 하이푸 시술을 한 번
했다가 실패했다고 했다. 선근증은 경계의 구분이 없이 자궁이 부은
것이기 때문에 최대한 정상 근육층과 자궁 내막을 보존하는 치료를
해야 한다. 따라서 선근증 세포를 말끔하게 없애는 공격적인 시술은
하지 않는다. 그래도 한 달이 지나면 생리 과다, 통증 등은 좋아지는
데, 이 여성의 경우에도 하이푸 시술 후 증상이 완화되었다.

처음에 왔을 때 남자친구와 함께 방문을 했길래 빨리 결혼하고 임
신할 것을 권했다. 나이가 아직 젊기 때문에 여성호르몬이 원활하게
활동하는 만큼 선근증도 다시 재발할 가능성이 높기 때문이다.

아이를 낳고자 하는 가임기 여성에게 자궁근종이나 자궁선근증

은 상당히 위협적인 존재다. 자궁근종이 나팔관을 막아 수정을 방해하거나 자궁 내막에서의 수정을 방해해 불임의 원인이 될 수도 있기 때문이다. 임신에 성공했다 하더라도 태반에 자궁근종이 인접해 있으면 조산이나 유산 가능성이 높아지고 분만할 때도 자궁 수축력을 감소시켜 난산과 산후 출혈을 유발할 수 있다.

때로는 이런 자궁질환들이 생리 과다, 잦은 빈뇨, 소변을 참을 수 없는 급박뇨, 변비 등의 형태로 발현될 수도 있다. 만약 생리혈이 나오는 패턴에 변화가 있거나 아랫배를 눌러봐서 단단한 게 잡히는 경우, 자궁에 이상을 느끼는 경우라면 반드시 병원을 찾아 검사를 해보는 것이 좋다. 골반통증, 우울증, 피로, 짜증 등의 증상이 계속된다면 나중에는 대량출혈로 이어져 심각한 빈혈 합병증으로 인해 자궁 적출로 이어질 수도 있기 때문이다. 신속한 치료와 생활습관 개선은 절실히 필요하다.

이 여성은 임신 6개월쯤에 나를 다시 찾아왔다. 안정기에 접어들고 출산을 준비하고 있는데 주치의가 제왕절개를 하라고 한다며 자연분만을 하고 싶다고 나의 의견을 물었다. 선근증이라는 병은 자궁을 약하게 만드는데 외과적으로 병변을 없애는 시술까지 했기 때문에 안전하게 제왕절개를 하는 것이 좋겠다고 이야기했다. 그녀는 결혼보다 임신을 먼저 서두른 경우였는데 지금은 출산 후에 결혼도 하고 잘 살고 있다고 한다.

임신 계획이 있다면 치료는 달라진다

30대 초반의 여성이 내원했다. 자궁선근증으로 인한 통증을 호소하고 있었고 유산 경험도 일곱 차례나 있었던 환자였다. MRI로 확인해 보니 자궁은 임신 5개월 정도에 맞먹는 크기로 부어 있었다. 환자의 상태는 아기가 생기기도 어렵지만 착상이 되더라도 임신 유지가 힘들 것으로 판단됐다. 환자와 상담하면서 비수술적 요법에 관한 치료 계획을 차근차근 설명했다.

"완벽하게 재발이 안 될 것을 치료 목표로 한다면 너무 많은 조직을 없애야 하고, 임신은 포기해야 할 겁니다. 임신 계획이 있을 때는 정상 근육층과 자궁 내막층에 거리를 두고 치료합니다. 하이푸는 필요하면 다시 시술하는 것도 가능한 치료법이기 때문에, 우선 1차로 임신을 돕기 위한 시술을 할 것입니다. 출산 후에 2차로 재발을 없애기 위한 시술을 추가로 하는 것이 좋겠습니다."

이 여성은 하이푸 시술을 하고 나서 3개월 후 임신을 했고 무사히 출산했다. 모유 수유를 하는 동안은 별다른 증세를 느끼지 못한 채 편안히 보낼 수 있었다고 한다. 모유 수유 기간 중에는 에스트로겐 밸런스가 유지되기 때문에 보호 효과가 있어서 그랬을 것이다. 모유를 끊고 나자 선근증은 다시 커졌고 재발했다. 이때는 출산 후였기 때문에 재발 방지를 위해 자궁 내막과 바짝 붙여서 시술을 진행했다.

자궁근종이나 선근증 환자 중에는 유산을 경험했던 사례가 많은데, 인천에 살면서 하이푸 치료를 알아보고 내원했던 32세 여성의 경우도 그랬다. 결혼 후 첫임신에서 자연유산이 되면서 자궁근종 진단을 받았다고 하는데, 임신 계획이 있었기 때문에 자궁 보전을 위한 치료를 받길 원하고 있었다.

자연유산 이후에 생리 과다 증세가 있었고, 복부에 살짝 만져지는 종양을 느꼈다고 한다. 하이푸 시술 전 MRI 사진에서 자궁 벽에 자궁근종 3개가 관찰되었다. 다발성 자궁근종 8.9cm, 7.5cm, 5cm를 모두 하이푸로 치료하고 근종을 태워 괴사시킨 모습을 MRI로 바로 확인할 수 있었다.

시술 전 몸이 자주 부었다는 환자의 주요 증상은 심한 생리통, 요통, 골반통, 빈뇨 등이었는데, 하이푸 시술 후 일상생활에서 겪었던 불편함을 해소할 수 있었다.

임신 계획이 있는 환자에게 하이푸 시술에 관한 주의사항을 알려줄 때, 시술하고 3개월 동안은 피임을 할 것을 권한다. 근종이나 선근증이 50% 이상은 줄어들 시간을 벌어야 하고, 자궁 벽이 얇아져 있는 상태에서 정상 조직이 두텁게 형성될 시간이 필요하기 때문이다.

8cm 자궁근종 때문에 임신이 잘 되지 않았던 33세의 여성이 내원한 적이 있다. 개복 수술은 부담스러웠다는 그 여성에게 하이푸 시술 후 임신은 3개월 후에 해야 한다고 주의사항을 알려줬는데, 한 달 후에 덜컥 임신이 돼버렸다. 워낙 임신이 잘 되지 않았기 때문에 '당연히 한 달 안에는 임신이 안 될 거야. 치료가 아무리 잘 됐어도 세 달은 지나야 임신이 되겠지'라고 생각하고 방심해 버린 것이다. 다행히 출

산 후에 몸조리를 잘 하고 있다는 것을 확인한 상태다. 그래도 '하이푸 시술을 하고 나서 임신은 3개월 후'라는 주의사항은 꼭 지켜야 할 부분이다.

임신 중에 발견되는 자궁근종

자궁근종은 비교적 흔한 양성 종양이며 별다른 증세가 없이 지내는 경우가 대부분이다. 하지만 결혼을 앞두고 있고 임신 출산 계획이 있는 여성이라면 검진은 해두는 것이 좋다. 임신 중에 자궁근종을 발견하는 경우도 있기 때문이다.

임신 중 자궁근종을 발견할 확률은 약 2%이며, 그중 자궁근종으로 인한 합병증이 생길 확률은 연구에 따라 다르지만 약 10~30%다. 임신 중 근종이 발견됐다고 해서 너무 걱정할 필요는 없지만, 근종의 크기가 크고 위치가 좋지 않은 경우나 다발성으로 생겨난 경우에는 합병증이 발생할 확률이 높으므로 주의해야 한다. 이때 일어나는 합병증의 형태는 다양하다.

첫째, 임신 중 자궁근종이 생기면 근종의 크기가 커질 확률이 있다. 실제로 임신 중 자궁근종의 크기가 커지는 사례는 가끔 보인다. 하지만 대부분은 심각하게 커지는 것은 아니었고, 또 임신 기간 중 꾸준하게 커지는 것도 아니었다. 임신 중 자궁근종이 커지는 기간은 임신 1기(14주까지) 정도이며, 임신 2기(28주까지) 때는 작은 근종은 커지기

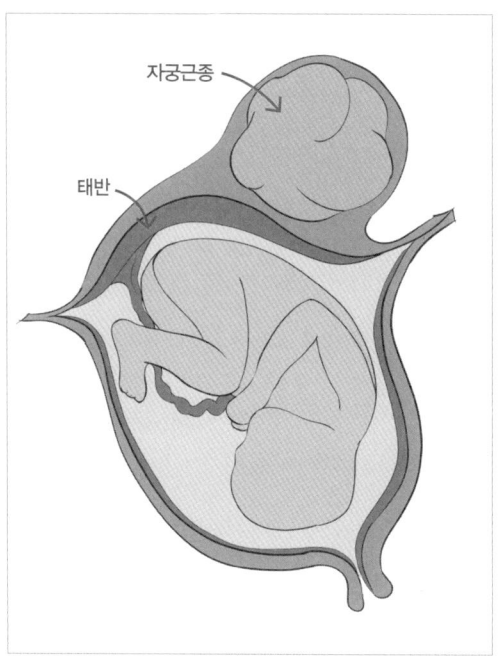

〈그림 4〉 임신 중 자궁근종이 생기는 경우

도 하지만 큰 근종은 오히려 줄어드는 경우도 있다. 임신 3기(40주까지)에는 근종이 커질 확률이 거의 없다.

　둘째, 가장 많이 나타나는 합병증은 자궁근종의 변성과 연관이 있다. 가장 흔한 증세는 통증이며, 백혈구 수치가 올라간다거나 구역질, 미열 등이 나타나기도 한다.

　셋째, 자궁근종의 위치와 크기가 좋지 않을 경우에는 조기 진통의 위험성이 있다. 근종의 크기가 3cm보다 크면 조기 진통의 위험성이 약 20% 증가하며, 5cm보다 클 경우 28% 정도 증가한다. 자궁근종의 위치가 태반 바로 밑에 위치하는 경우에는 조기 진통, 조기 양막 파열, 하혈 등의 위험성이 있다.

그밖에도 임신 중 자궁근종이 있을 경우 유산의 확률이 높아진다. 태아 발육 지연이나 태아 위치에 이상이 생길 위험도 있으며, 제왕절개를 하게 될 가능성이 높다.

<그림 4>처럼 자궁근종의 위치가 태반 아래에 존재하면서 크기가 3cm 이상인 경우가 문제다. 태반 박리, 조기 진통, 양막 파열 등의 위험성이 증가하기 때문에 임신 유지가 어려워질 수 있다. 점막하 근종은 자궁 내막으로 근종 부피의 약 50% 이상이 도출된 경우인데, 합병증의 빈도가 높으므로 주의 깊게 살펴야 한다.

임신 중 자궁근종이 있을 때 나타나는 대부분의 합병증은 근종으로 인한 복부 통증인데, 통증이 너무 심할 때는 비스테로이드성 진통제를 복용할 수도 있으며, 수술적 치료가 필요한 경우는 드물다.

이렇게 임신 중에 생기는 자궁근종의 합병증 가능성을 고려하면, 스무살 이후부터 1년에 한 번은 초음파 검사를 통해 자궁근종이나 난소 질환, 기타 질환이 있는지 확인하고 관리하는 것이 좋다. 임신 전에 자궁근종을 발견했을 때 점막하 근종이면서 크기가 2cm를 넘는다면 하이푸로 바로 치료하는 것이 좋다. 하이푸 시술은 고강도 초음파를 한 초점에 모아 열과 에너지로 종양을 치료하는 방법이다. 개복 수술이나 복강경 수술의 경우에는 자궁 벽이나 자궁 내막에 상처를 주어 흉터 반응이 생길 가능성이 있지만, 하이푸 시술은 정상 자궁

자궁, 칼 대지 않고 수술합니다

조직을 손상시키지 않고 근종만 괴사시키기 때문에 지금으로서는 자궁을 보전하는 가장 이상적인 방법이다.

조용한 살인마,
난소암과 유방암

40대 여자분이 자궁근종이 의심된다는 얘기를 듣고 찾아왔다. 배가 좀 많이 나와서 혹시나 하고 병원에 갔다가 자궁근종 진단을 받았다고 한다. 하이푸 시술을 하기 전에는 MRI를 꼭 찍는데, 그것은 악성종양의 소견을 보이는 부분이 있는지 살펴보기 위한 것이다. 내원한 환자의 MRI를 찍어본 뒤 영상의학과에서 판독을 받은 결과, 난소암이 의심된다는 소견이 나왔다.

난소낭종이라면 흔하게 볼 수 있는 물혹이지만 악성종양이 의심된다면 지체없이 대학병원으로 보내야 한다. 암 치료가 우선이기 때문이다. 환자에게 자궁근종이 작은 것이 보였지만 치료가 시급해 보이지는 않았다.

난소는 난자를 만들고 에스트로겐 등 여성호르몬을 분비하는 기관이다. 그런데 나이가 들수록 난소의 기능이 떨어지기 때문에 임신 가능성도 낮아진다. 여성의 난소 기능이 정상적인 상태인지 알고 싶다면 '난소나이검사(AMH수치 검사)'라는 것을 해보는 방법이 있다. 향후 성숙될 가능성이 있는 예비 난포에서 분비되는 호르몬의 수치를 측정함으로써 난소에 남아 있는 난자의 개수를 측정하고 나이에 비해 빠르게 줄어들고 있는 것은 아닌지 알아보는 것이다.

남성의 정자는 사춘기 이후 생식세포의 분열을 통해 계속해서 생산되지만, 여성의 난자는 태아 때부터 일정량을 가지고 태어나며 그것이 평생 동안 사용된다는 것이 다르다. 여성의 인생 주기를 통해 볼 때, 임신 20주 무렵의 태아는 난자 보유량이 600만~700만 개 정도로 가장 많고, 출생할 즈음에는 100만~200만 개로 줄었다가, 사춘기에는 30만~40만 개까지 떨어진다. 그중에서 평생에 걸쳐 배란에 성공하는 난자는 300~500개에 불과하다. 여성호르몬이 급격히 떨어지는 35~37세부터 난자의 개수는 크게 줄어들어 평균 폐경 연령인 50세 무렵에는 1천 개 미만의 난자만 남게 된다.

난소 기능이 저하되었다면 '난소 나이가 많다', '난소 예비력이 약하다'는 뜻이다. 난포자극호르몬인 에스트로겐의 수치가 낮게 나올수록 난소 기능의 저하가 의심된다. 난소 기능의 저하가 지속되면 조기 폐경이 되기 때문에, 가임기 여성이 출산 계획이 있다면 난소 기능 저하의 단계에서 빠르게 임신 시도를 할 것을 권유한다.

가임기 여성이 생리가 부자연스럽고 생리불순이 심하고 그 상태가 호전되지 않는다면 난소 기능 저하나 조기 폐경을 의심해 볼 수 있다. 난소 기능이 떨어지는 원인은 유전성, 바이러스나 세균의 감염, 항암치료, 방사선, 환경호르몬, 자가면역질환 등이 주목되고 있지만, 정확한 원인은 밝혀지지 않았다. 난소낭종, 물혹, 자궁내막증을 치료하기 위해 복강경으로 난소절제수술을 받은 이후에 난소 기능 저하가 나타난 사례가 있긴 하다. 난소를 절제하면 난소세포가 없는 상태에서 난포도 생기지 않기 때문에 폐경이 빨리 진행된다.

난소의 기능 저하를 예방하려면 규칙적인 운동과 건강한 생활습관은 필수다. 신체 나이뿐만 아니라 난소 나이에도 영향을 주기 때문이다. 자연임신을 원한다면 매일 40분 이상 꾸준히 걷기 운동을 해주는 것이 좋으며, 인스턴트나 트랜스지방이 많은 음식은 피해야 한다. 특히 여성은 몸을 따뜻하게 해줘야 하기 때문에 찬 기운이 있는 음식은 멀리하는 것이 좋다. 과도한 다이어트나 불규칙한 수면 습관도 좋지 않은데, 밤낮이 바뀐 수면 패턴은 호르몬의 불균형이나 난소의 기능 저하를 가져올 수 있다.

난소암의 비수술적 치료

국가암정보센터의 여성암 통계를 보면 2015년 난소암은 8위로 2% 정도를 차지한다. 난소암은 악성종양이라 상당히 진행된 후에 증상이 나타나기 때문에 '조용한 살인자'라고 부르기도 한다. 조기 발견시에는 80~90% 완치를 기대할 수 있으나, 3, 4기로 진행이 된 후에 발견되는 경우가 많다. 그때의 완치율은 20~30%밖에 되지 않는다.

30대 후반의 또 다른 여성이 3년 전 난소암 진단을 받았다며 내원했다. 대학병원에서 양측 난소와 자궁을 제거하면서 대장 일부분까지 절제하는 대수술을 받았고, 이때 항암치료도 같이 받았다고 한다. 난소와 자궁을 모두 절제했건만 2년 후 재발해 골반 깊숙한 곳에 암이 다시 자랐다고 한다. 항암치료에 대한 부작용은 심했기 때문에 초기 이후에는 항암치료를 받지 않았다.

하이푸 시술을 위해 MRI 영상으로 환자 상태를 점검했다. 처음 진단했을 때 3.5cm 정도였다는 전이암은 점점 커져 6.7cm까지 커진 것을 확인할 수 있었다. 골반 주위 신경과 직장을 압박하면서 회음부와 항문에 통증이 심해졌고, 우측 요관도 암에 눌려 있었다. 또 이전의 자궁적출수술로 인해 장 유착까지 있었다.

암이 신경과 장 사이에 있다면 하이푸 시술에서도 고려해야 할 점이 많다. 마치 암이 장과 신경을 인질로 잡고 있는 느낌이었다. 어느 부위까지 초점을 맞출 것인지, 어느 정도 강도로 해야 안전할지 경험과 숙련도가 없으면 할 수 없는 일이었다.

하이푸는 본래 암치료 기계로 개발된 것으로 보건복지부 승인도 간암 치료 목적으로 먼저 승인되었다. 지금은 자궁근종과 선근증 치료에 더 많이 쓰이고 있지만, 외국에서는 여러 종류의 암에도 하이푸 치료가 많이 쓰이고 있다. 전이암의 경우 암의 크기를 줄이거나 성장을 억제함으로써 암으로 인한 합병증, 특히 통증을 잡아 삶의 질을 확보하면서 여명을 늘리는 것이 치료 목표다.

이 환자는 내원했던 날 바로 하이푸 시술을 하기로 했다. 장을 밀어내 사정거리를 만들고 장과 신경을 피하면서 암을 최대한 많이 괴사시켰다. 하이푸 시술 다음날 환자는 통증이 70% 정도 감소했다.

유방암은 전신암이다

우리 병원에는 항암치료를 받기 싫다거나 전이암으로 번진 유방암 환자가 찾아오는 경우가 많다. 유방암이 전이되는 경우에는 주변 조직으로 번지는 것이 아니라 온몸에서 발견된다. 따라서 유방암 전이의 경우라면 수술은 하지 않는다.

그동안 환자들을 보면서 인상에 강하게 남는 점은 유방에 멍울이 잡히면서 아프다고 내원한 환자가 많았다는 것이다. 그러나 그런 경우 대부분은 암이 아니다. 유방이 아픈 경우라면 암이 아니라고도 말할 수 있다. 만약 유방암이 아플 정도로 커졌다면 그전에 이미 뭔가가 만져져서 병원에 갔을 것이기 때문이다.

환자가 아프다면서 온 경우라면 대개는 유방통이었던 경우가 많았다. 환자는 걱정을 하면서 병원에 오지만, 그럴 경우에 초음파를 보면 아무것도 없곤 했다. 유방통이 있는 경우라면 생리 주기에 따른 통증이나 늑간 신경통이 온 경우가 많다. 근육통, 생리통, 신경통, 호르몬과 연관된 통증이 대부분이다.

통증이 있을 때 병원을 찾는 것도 좋은 일이다. 경각심을 가지고 자신의 몸을 살피는 것도 좋은 일이지만, 가장 중요한 것은 정기적인 검진이다. 암은 아프지 않고 조용히 다가오기 때문이다.

유방암은 갑상선암에 이어 국내 여성암 발병률 2위를 차지하고 있는 질환이다. 매년 발병률은 증가하고 있으며, 발생 연령은 저하되고 있어서 20대 이상 여성이라면 누구나 경각심을 가지고 정기적인 검진을 받아보라는 것이 나의 의견이다. 유방암은 50대 이상 중장년층보다 20대 여성의 발병률이 더 높기 때문에 나이가 어리다고 해서 방심하지 말고 빠른 대처를 시작하는 것이 중요하다. 만약 가슴에 멍울이 잡히거나 가슴 모양이 흐트러지고 피부에 이상이 발생했다면 가능한 빨리 병원으로 내원해 암 검사를 받아보는 것이 좋다. 특히 나이가 어린 경우 세포의 재생이 빠르게 이루어지는 만큼 암은 빠르게 진행될 가능성이 높고, 유방암 전이도 발생할 수 있어 더욱 빠른 발견과 주의가 필요하다.

유방암은 초기에 발견한다면 다른 암에 비해 치료가 까다롭지 않고 생존율이 높다. 그러나 만약 유방암 전이가 진행되어 간으로 전이되었다면 간의 위치적, 기능적 특성상 전신으로 재발할 가능성이 높아 생존율이 급감하게 된다.

몇 해 전 아직 젊은 나이에 유방암 진단을 받고 치료를 받으러 왔던 환자가 생각난다. 상담을 하고 치료법을 선택하는 과정이 쉽지만은 않았는데, 공부의 끝을 봐야 하고 결혼도 해야 하는 상황에서 암 진단을 받았기 때문에 환자가 많이 힘들어했다. 특히 어머니가 한동안 제정신을 차리지 못할 지경이어서 기억에 많이 남는다.

이 환자는 긴 상담과 많은 고민 끝에 하이푸 치료를 받게 되었는데, 유방암이 피부를 침범하기 직전이었기 때문에 많은 주의가 필요했다. 좌측 유방에 약 2.2cm 유방암이 있었는데, 암 병변이 피부와 가깝다면 화상의 위험이 있기 때문에 약간의 노하우가 필요하다. 이 환자는 유방암에 직접 혈액을 공급하는 동맥 하나가 크게 발달해 있었기 때문에 하이푸 시술 효과를 높이기 위해 비정상적인 혈관을 억제하는 동맥내 혈관치료를 먼저 시행했다. 직설적으로 비유하자면

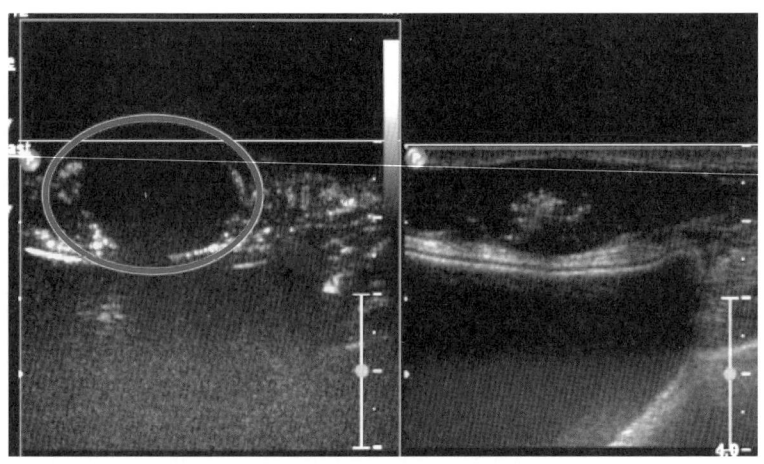

〈그림 5〉 유방암 하이푸 시술 후 괴사된 병변(원 안)

자궁, 칼 대지 않고 수술합니다

혈관치료로 암세포를 막고 하이푸로 암을 때려잡은 셈이다. 암 병변이 충분히 괴사된 것을 확인하고 치료를 종료했다.

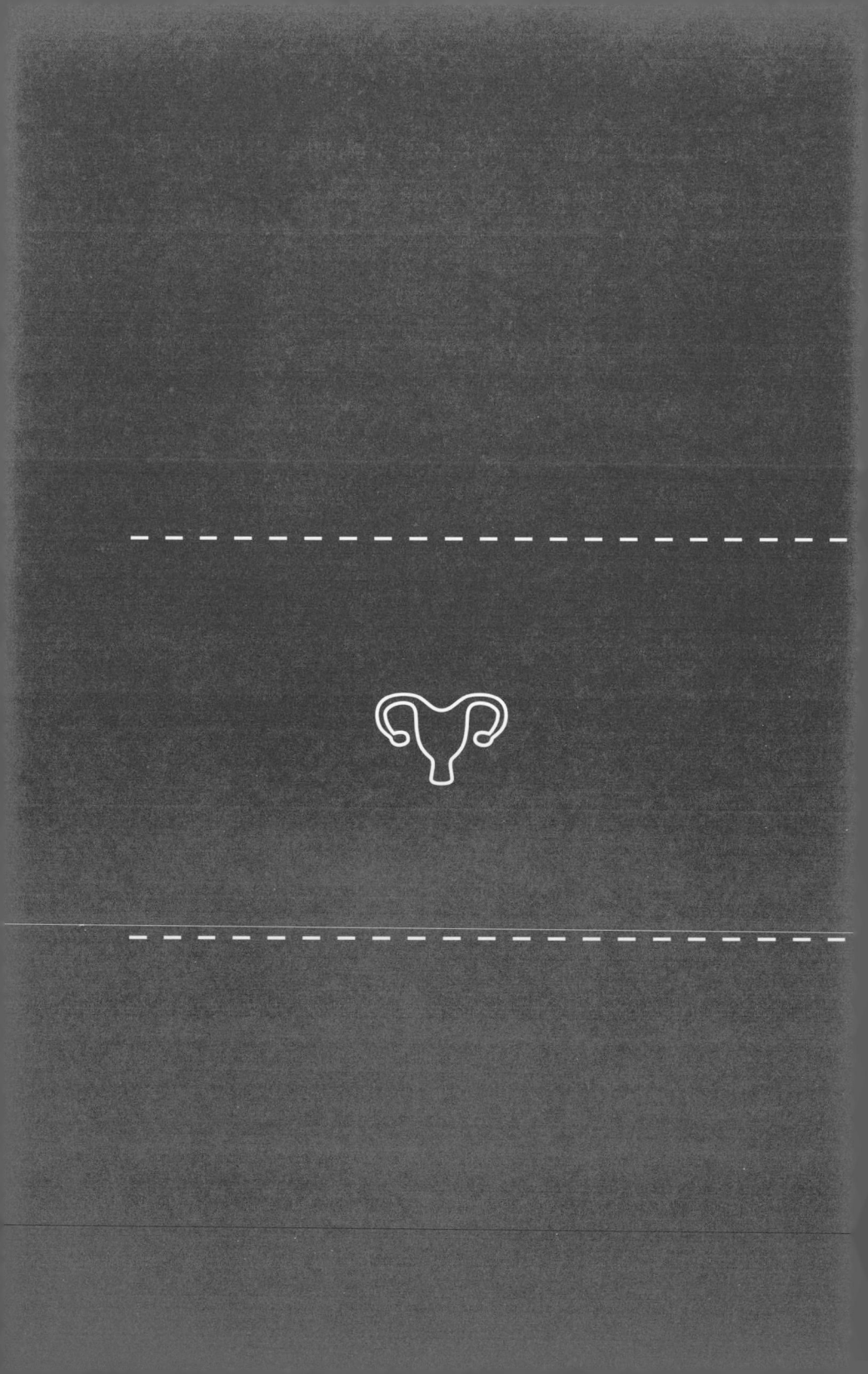

CHAPTER
2

내 몸을 알아야
내 몸을 지킨다

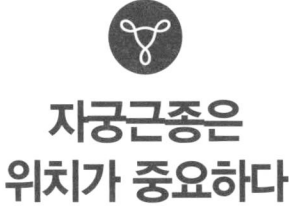

자궁근종은
위치가 중요하다

여성의 몸은 남성의 몸보다 생리학적, 해부학적으로 더 복잡하며, 사는 동안 훨씬 많은 생물학적 변화를 겪는다. 그런데 의외로 자신의 몸에 대해 잘 알고 있는 여성들이 많지 않다. 여성은 초경을 시작하면서 성에 눈 뜨고 신체적, 감정적 변화를 거치면서 소녀에서 여성으로 거듭나는 과정을 지난다. 이후 성인이 된 여성은 임신과 출산을 통해 또 한 번의 커다란 신체적, 감정적 변화의 순간을 맞이한다.

소중한 내 몸을 위해, 여성으로서 삶의 질을 확보하기 위해, 건강한 임신과 출산을 위해 여성만이 지니고 있는 신체기관에 관해 여성 스스로 잘 알아둘 필요가 있지 않을까. 사춘기 딸을 키우는 부모 입장에서도 2차 성징이 나타나는 여성의 변화를 잘 알고 있다면 도움이 될 것이다.

"이참에 들어내지 뭐"

크리스티안 노스럽 박사는 전 세계 여성들이 가장 신뢰하는 여성 건강 전문의라는 수식어로 불린다. 의사로서, 한 여성이자 엄마로서 여성의 건강과 삶에 대해 깊이 고민하고 연구하다가 새로운 개념의 여성건강센터를 창설해 여성의 질병을 육체적, 정신적으로 동시에 치유하고 있는 심신의학 권위자다.

노스럽 박사는 어떤 파티에서 한 여성이 친구들과 나누는 이야기를 우연히 듣고 여성의 신체에 관한 인식의 심각성을 마주했다. 그 여성은 이렇게 말했다고 한다. "내 나이도 이제 오십이야. 자궁에 무슨 문제가 생길지 알 수 없는 나이잖니? 이 기회에 아예 들어내는 게 속 편해!"

아무리 수많은 정보가 넘쳐나는 세상이라고 해도 여성 자신이 잘못된 인식에 사로잡혀 있다면 결코 자신의 몸을 지킬 수 없다. 노스럽 박사의 여성건강센터에는 미국 전역에서 수많은 여성들이 찾아오는데, 어떤 여성은 언니들이 모두 그랬다는 이유로 자신도 40대에 무조건 자궁적출수술을 받아야 한다는 생각을 갖고 있었다고 한다. 생리와 관련된 과다출혈이나 통증 증상이 없었는데도 불구하고 잘못된 믿음을 품고 있었던 것이다. 그녀의 건강하지 못한 생활습관이 겹치자 결국 그 여성은 자궁적출수술을 받아야 하는 상태가 되었다.

우리 병원에도 "나이도 많은데 애 갖지 마세요. 적출하는 게 최선이에요"라는 다른 병원 의사의 이야기를 듣고 찾아온 가임기 여성이 있었다. 출산 계획이 있다는데도 그렇게까지 말하는 의사가 있다며 환자는 분개했다.

노스럽 박사가 쓴 책은 전 세계 13개 언어로 번역되어 130만부가 판매될 정도로 전 세계적 반향을 불러일으켰는데,『폐경기 여성의 몸 여성의 지혜』에서는 60대 미국 여성의 3분의 1이 자궁 없이 살아가고 있다면서 의사 부인들까지 여기에 합세하고 있다는 현실을 안타까워 했다. "자궁을 적출하는 여성의 43%는 난소암을 예방한다는 목적으로 난소까지 제거한다는데, 난소암은 발병 가능성이 낮은 암이라는 것이 함정이다"라며, 노스럽 박사는 난소가 자궁과 함께 여성의 몸에 일생 동안 호르몬을 공급해 주는 소중한 기관이라는 사실을 강조한다.

우리나라에서는 최근 조기검진의 확대로 인한 갑상선암 발병률과 수술률이 세계 1위라고 말들이 많았다. 그런데 부인과 영역의 자궁적출수술 비율도 역시 OECD 국가 중 1위다. 지금은 자궁 적출을 할 때 난소를 남기는 것이 대세가 되긴 했다. 그러나 난소가 남아 있더라도 자궁이 제거되면 그 기능에 상당히 지장을 받는다는 것이 문제다. 자궁 적출을 한 여성의 50%가 난소의 기능을 일찍 상실함으로써 조기 폐경(조기 난소기능부전)이 시작되어 심장질환이나 골다공증에 걸릴 확률이 높아진다고 한다.

자궁과 난소를 보전해야 하는 이유

자궁적출술은 마취법이 발명된 1800년대에 시작된 것이라고 한다. 그 당시 여성의 질병을 치료하는 가장 흔한 방법이 자궁적출술이었으며, 남편, 아버지, 의사가 여성에게 뭔가 문제가 있다고 여길 때 단골로 사용하던 방법이었다고 한다. 심지어 폭식증, 생리전 증후군, 정신질환을 비롯해 자위를 하거나 행실이 단정치 못하다는 이유로도 자궁적출술을 억지로 받게 하기도 했다. 고대 사회에서 쓰던 그리스어 '히스테라'(hystera, 자궁)라는 말은 여성의 모든 신체적, 정신적 고통을 일컫는 말이었는데, 그 모든 고통은 자궁으로 인해 생긴다고 믿었다.

현대에 자궁적출술을 받은 여성의 90%는 암이 아닌 양성 질환으로 인한 것이다. 양성 질환이라면 수술을 하지 않고도 얼마든지 치료할 수 있어야 하지 않을까.

여성에게는 50세 전후로 해서 반드시 폐경이 찾아온다. 자궁과 난소가 온전한 상태에서 찾아오는 폐경이라면 정상적인 생리 작용으로 잘 넘길 수 있다. 난소의 기능이 쇠퇴하면 일부 호르몬 생성 기능은 자연스럽게 부신이나 체지방으로 해야 할 역할이 넘어간다. 그런데 자궁이나 난소를 제서하면 갑자기 시작된 폐경으로 인해 호르몬 체계는 물론이고 온몸에 혼란을 가져올 것이다.

자궁 입구에 해당하는 경부는 골반저의 일부이며 방광을 지탱하는 보조 역할도 한다. 방광과 연결된 신경섬유는 경부와 밀접하게 연결되어 있기 때문에, 만약 자궁 경부를 포함해 자궁을 모조리 제거한다면 이 신경이 손상됨으로써 요실금에 걸릴 가능성이 높아질 것이다.

여성의 난소는 남성의 고환과도 같다. 난소의 제거는 여성을 거세하는 것과 같다는 표현을 쓴 논문도 있다. 난소는 성욕과 관계된 안드로겐 호르몬을 생산하며, 난소를 제거한 여성의 25%가 성욕이 감퇴되었다고 보고되었다.

자궁적출술은 난소를 남기든 그렇지 않든 최후의 수단으로 택하는 방법이어야 할 것이다. 남성의 경우에 고환을 제거하는 적출술은 전립선암을 치료하는 가장 효과적인 방법이긴 하지만, 다른 방법이 없는 불가피한 경우에만 행해진다. 여성의 자궁과 난소는 가능한 손상시키지 않고 보전해야 할 충분한 이유가 있는 소중한 장기다. 초경이 시작되는 10대 시절부터 여성들이 몸속 기관들의 기능과 중요성에 대해 배울 기회가 있다면 잘못된 인식으로 빠지는 일은 줄어들 것이라 기대를 해본다.

근종의 위치를 알아야 자궁을 보전한다

현대의 여성들은 자궁근종을 이유로 적출술을 권유받는 일이 많은데, 위치나 크기에 따라서 증상도 달라지고 수술의 난이도도 달라지기 때문에 이와 관련된 기본 지식을 알고 있으면 좋을 것이다. 근

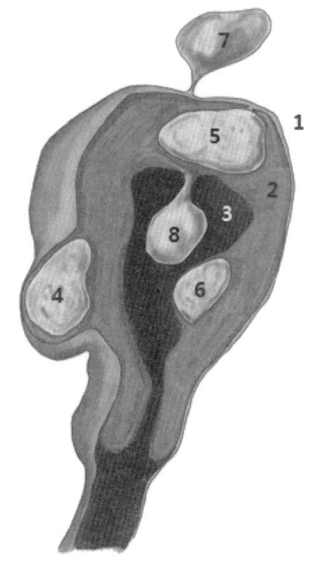

1. 장막
2. 근육층
3. 내막층
4. 장막하 근종
5. 근육내 근종
6. 장막하 근종
7. 장막하 유경성 근종
8. 점막하 유경성 근종

〈그림 6〉 자궁근종의 위치

종의 크기가 크거나 자궁을 압박하는 위치에 있어서 생리혈이 현격하게 늘어나는 등의 증상이 있다면 치료가 필요하지만, 아무런 증상을 일으키지 않는다면 정기적 검사로 추적관찰만 해도 무방하다.

자궁근종은 생겨나는 위치에 따라 장막하 근종(subserosal), 근육내 근종(intra-mural), 점막하 근종(submucosal)으로 나눈다. 장막하 근종은 근종 부피의 50% 이상이 자궁 바깥으로 돌출된 경우를 말한다. 근육내 근종은 근종 부피의 50% 이상이 자궁근육층 안에 있는 경우이며, 점막하 근종은 근종 부피의 50% 이상이 자궁 내막으로 돌출한 경우다.

그밖에 〈그림 6〉에서 보듯이 잘록하게 목이 생기는 경우를 유경성 근종(pedunculated myoma)이라고 분류하기도 한다. 자궁 내막으로 돌출할 수도 있고 바깥쪽으로 돌출할 수도 있는데, 의사의 시선으로 보면 짤막한 목이 잘라내기 편한 모양으로 생겼다. 자궁 바깥쪽에 이렇게 유경성 근종이 생긴 경우는 복강경으로 간단하게 잘라내는 것이 가능하다. 그렇지만 점막하 근종은 크기가 너무 크면 적출하라는 권유를 받기가 쉽다.

자궁은 주변 상황에 따라 다소 움직이기도 하는데, 상태에 따라 전굴, 후굴의 상태로 나누기도 한다. 자궁 전굴은 자궁 몸통이 정상 위치보다 지나치게 앞으로 굽은 상태, 자궁 후굴은 자궁 몸통이 목(자궁 경부) 부위에서 뒤로 굽은 상태를 말한다.

보통은 자궁 전굴인 경우가 50%, 자궁 후굴인 경우가 25% 정도에 달한다고 하는데, 전굴이나 후굴이라고 해서 비정상인 것은 아니다. 임신을 하면서 자궁은 크게 늘어나는데 인대가 잡아당겨져 앞으로 늘어나는 경우가 많다. 또 출산하고 나면 인대가 늘어난 상태에서 뒤로도 잘 넘어간다. 이렇게 전굴이었다가 출산 후 후굴이 되는 경우는 많이 볼 수 있다.

그런데 비수술적 치료를 찾아 하이푸 시술을 하러 왔는데 자궁 후굴인 경우라면 하이푸 시술이 어렵다. 자궁근종이 하이푸 사정거리를 벗어나는 경우가 많고 좌골신경과 가까워지기 때문이다. 이럴 때는 후굴 상태인 자궁을 전굴로 바꿔서 하이푸 시술을 해야 한다. 전굴로 바꾸면 근종이 사정거리에 들어오고 신경이 멀어져서 안전하게 하이푸 시술을 할 수 있게 된다. 이 부분은 외국의 의사들도 우리 병원에 찾아와 솔솔찮게 비법을 배워가는 부분이다.

한편 자궁근종이 오래 되었을 경우에는 근종 자체에 영양 공급이 안 되어 혈류가 좋지 않을 때도 있다. 그러면 일부 근종세포가 죽으면서 물로 변하기도 하고 석회질로 변하기도 하는 2차 변성이 일어난다. 석회화되었을 때는 엑스레이로도 보이곤 하는데, 자궁근종 검사는 주로 초음파로 하기 때문에 다른 목적으로 엑스레이 검사를 하다가 석회화된 자궁근종이 발견되는 경우가 있다.

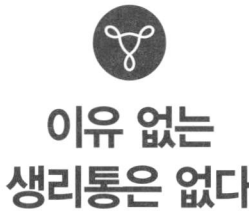

이유 없는
생리통은 없다

매월 찾아오는 생리 때문에 스트레스를 받는 여성들이 많다. 생리통(dysmenorrhea)이 심하면 극심한 복통, 구토, 설사, 빈혈 등 일상생활이 힘들 정도의 부작용을 겪기도 한다. 만약 13세에 초경을 하고 51세에 폐경을 겪는다고 가정한다면 대략 450번 정도의 생리를 경험하는 셈이다. 사람에 따라 다르겠지만 한 여성이 평생에 400번이 넘게 생리통으로 고생할 수 있다는 이야기가 된다.

통증은 주관적인 것이라 정확한 통계를 내기 어렵긴 하지만, 대략 절반 정도의 여성들이 생리통으로 불편해하는 것으로 보인다. 생리통이 심할 때는 원인이 뭔지 정확히 알아야 하는데, 통증의 원인에 따라 1차성과 2차성으로 나누어 설명할 수 있다.

1차성 생리통과 프로스타글란딘

1차성 생리통은 자궁과 주변에 특별한 병변이 없는데 통증이 있는 경우다. 원인은 자궁 내막에서 분비되는 프로스타글란딘(prostaglandin)이 과하기 때문이다.

프로스타글란딘은 체내에서 여러 가지 작용을 하는데, 마치 열쇠가 열쇠구멍에 가서 작용하듯이 표적 기관에 가서 여러 가지 작용을 한다. 호르몬과 비슷하지만, 프로스타글란딘과 표적 기관이 약간 비특이적이라서 호르몬이라고 부르지는 않는다. 프로스타글란딘은 생리가 시작될 때 자궁을 수축해 생리액을 자궁 내막으로부터 질을 통해 바깥으로 배출하는 작용을 한다. 배란이 일어나면 자궁 내막이 난자의 착상을 준비하는데 수정이 되지 않으면 생리로 나오게 된다. 이때 프로스타글란딘이 자궁을 수축시켜 내막의 생리혈을 질로 배출하도록 돕는다.

1차성 생리통은 대개 초경이 시작되고 몇 년 지나지 않아 비교적 일찍 시작된다. 그러다 첫 출산을 하고 난 뒤 많이 좋아지는 양상을 보이기도 한다.

현대의학이 발달하기 전에는 생리통의 원인을 여자의 심리적인 원인에서 찾았다. 임신과 출산을 해야 하는 여성으로서 생물학적 운명을 심리적으로 받아들이기 힘들어하는 심리가 심한 생리통으로 나타난다고 여긴 것이다. 현대의학이나 여성학 입장에서 보면 편견에 사로잡힌 남성 중심의 학회가 만들어낸 오류다. 다만 현대에는 여러

자궁, 칼 대지 않고 수술합니다

검사와 치료를 실행했는데도 불구하고 원인을 찾지 못한 채 심한 통증이 계속되는 경우 정신과적인 원인을 고려한다.

히포크라테스는 고대 그리스 시대를 살았지만 해부학적 지식에 기초해 합리적으로 원인을 설명하려고 했던 사람이다. 출산 후 생리통이 완화되는 경우가 많은 점에 주목한 그는 출산 전에는 자궁 경부가 좁기 때문에 생리혈이 원활히 배출되지 못해서 아픈 것이라고 설명했다. 현대 의학 입장에서 봐도 꽤 개연성 있는 설명이다.

1차성 생리통은 약물 치료를 우선으로 한다. 프로스타글란딘 억제제를 쓰거나 호르몬 치료를 하는 것이다. 프로스타글란딘 억제제로는 약국에서 흔히 살 수 있는 비스테로이드 진통소염제가 있다. 생리통이 시작된 뒤 먹는 것보다는 생리 시작 하루 전쯤부터 먹는 것이 효과적이다. 자궁을 쥐어짜는 작용이 시작되기 전에 억제하는 것이다. 호르몬 치료로는 경구용 피임제를 많이 쓰는데, 배란이 일어나지 않게 해서 자연스럽게 자궁 내막에서 프로스타글란딘의 수치를 떨어뜨리는 것이다.

2차성 생리통을 일으키는 질환

생리가 시작되면 손톱으로 긁어내는 듯한 고통에 배를 쥐고 통증과 사투를 벌이곤 했다는 한 여성이 내원했다. 많으면 하루에 5개 이상의 진통제를 먹곤 했다는데, 진단 결과 15cm 이상의 거대 자궁근종이 발견됐다. 또 한 여성은 생리혈 과다와 생리통으로 병원을 찾았는데 생리 기간이 길어지고 생리통이 갑자기 심해지는 등의 증상을 호소했다. 이분은 자궁선근증 진단을 받았다.

생리통 환자 중 절반 정도는 자궁과 그 주변에 병증이 있는 경우다. 제일 많은 경우가 자궁내막증과 자궁선근증이다. 그 외에도 자궁근종과 자궁 내막 유착, 감염에 의한 염증 등이 있을 수 있다. 초경 후 한참 시간이 흐르고 30, 40대에 증세가 생기는 경우가 대부분이다.

자궁내막증은 자궁 내막에 있어야 할 조직이 자궁을 벗어나 골반의 복막 내에 있는 것으로, 심한 통증을 일으킬 수 있다. 주로 난소, 복벽의 복막, 방광, 소장과 대장의 장막 등에 병변이 위치한다. 자궁내막증은 골반 내 다양한 곳에 있을 수 있으며, 심지어 배꼽이나 개복한 흉터에 생길 수도 있다.

자궁선근증은 자궁 내막에 있어야 할 조직이 자궁근육층에 착상해서 자라는 것으로, 생리통이나 생리혈 과다를 일으키기도 하고 착상과 임신 유지를 힘들게 한다.

2차성 생리통의 치료는 기저질환 치료가 우선이다. 예전에는 자궁내막증이나 자궁선근증의 근치적 치료가 어려웠는데, 최근에는 하이푸 시술을 통해 근본적으로 뿌리를 뽑는 치료가 가능해졌다.

심한 생리통이 있는 데다가 생리 기간 동안 소변을 볼 때면 아랫배 통증이 심해서 내원했던 40대 초반의 환자가 있었다. MRI 영상

자궁, 칼 대지 않고 수술합니다

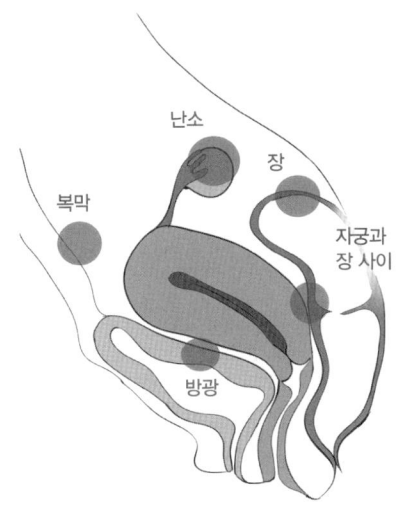

〈그림 7〉 자궁내막증의 발생 위치

으로 자궁과 방광 사이에 위치한 자궁내막증을 발견했다. 일상생활
을 많이 힘들어했던 환자에게 초음파 검사를 실시했는데, 초음파를
자궁내막증 부위에 대기만 해도 많이 아파했다. 경계가 명확하지 않
았기에 하이푸 시술 과정은 좀 어려웠던 기억이 난다. 자궁근종이
나 다른 선근증에 비해 시술 중 통증이 심했지만, 시술 후 한 달이 지
난 후부터는 증세가 좋아졌고 검사를 위해 초음파를 대도 통증이 없
었다.

생리통을 완화시키는 법

자궁은 내막이 두꺼워졌다가 생리혈을 배출하는 과정을 주기적으로 반복한다. 생리 기간에 자궁 내막에서는 프로스타글란딘이 나와 자궁을 수축시키는데, 그 외에도 두통, 위장 트러블, 구역질 등을 유발하기도 한다. 이것이 과하면 생리통 증세가 심하다는 이야기가 나온다. 생리통이 심하면 근종이나 선근증이 있지 않을까 의심하기도 하지만 질병이 없는데 아픈 것이 절반의 비율이다.

생리통 발생은 사실 많은 여성들이 경험하는 것이기 때문에 완화법을 궁금해할 것이다. 병증 없이 오는 1차성 생리통은 프로스타글란딘 억제제를 생리 시작하기 하루 전에 먹기를 권한다. 이미 생리가 시작하고 나면 프로스타글란딘이 퍼진 후라서 별 효과가 없기 때문이다. 그런데 문제는 항상 똑같은 날짜에 생리를 시작하는 사람이 많지 않다는 것이다. 주기가 정확하지 않은 경우가 많기 때문에 하루 전에 약을 챙겨먹는다는 것은 어려운 일이다.

생리통을 완화하는 방법으로, '페인 스크램블'이라는 암 환자의 통증 완화 치료를 추천한다. 정형외과나 신경외과에서 환자들의 통증 완화를 목적으로 하는 치료 중 하나이다. 패치를 연결해서 전기 신호로 통증 완화 치료를 하는 것인데, 이것이 생리통에도 효과가 좋다. 산부인과에는 잘 구비되어 있지 않는 기계이므로 생리통이 심할 때는 정형외과나 신경외과에 내원해서 통증치료를 부탁하면 된다.

식이요법으로 생리통을 완화하는 방법이 또 하나가 있다. 비타민 C가 많이 들어간 레몬이나 오렌지 같은 것들을 활용하는 것인데, 하루에 500CC 이상 몸이 좋아질 때까지 먹으면 좋다. 자궁 쪽으로는 물론 아토피나 피부 트러블에도 효과가 좋다는 피드백을 자주 받고 있다. 원래는 암 환자들이 많이 먹는 것이라서 알게 되었는데, 안타깝게도 암 환자의 경우에는 "피부도 좋아지고 생리통도 다 좋아졌어요. 그런데 암은 낫지 않네요"라는 피드백이 많다.

이 비타민C 요법은 미국에서 많이 활성화된 피토케미컬 요법과도 같은 맥락이다. 비욘세는 레몬즙과 메이플시럽, 케엔페퍼를 섞어 만든 레몬수로 디톡스를 한다고 공공연하게 말하기도 했다. 제시카 알바는 출산 후 바나나와 케일을 듬뿍 넣고 갈아 만든 '그린 스무디'로 임신 중 찐 살을 뺐다고도 한다. 데미 무어, 기네스 팰트로, 셀마 헤이엑도 이 흐름에 동참하고 있는 모양이다.

'디톡스 레몬'이라고 인터넷 검색창에 검색어를 넣으면 다양한 레시피를 발견할 수 있다. 약 먹는 것이 꺼려지는 분들에게는 생리통에 좋은 완화법이라고 생각한다. 꼭 레몬만 넣을 필요는 없고 다른 것들도 섞어 넣을 수 있다. 신맛을 중화시켜 주는 부재료를 선택해도 좋다. 생리통 완화는 물론 살도 빠지고 피부도 좋아진다는 사람이 많은데, 다만 단점이 있다면 해본 사람들 얘기로는 식재료가 은근히 많이 든다는 것이다. 여기에 레시피 하나를 소개해 본다.

① 레몬 3개를 착즙기로 즙을 짠다. 레몬 크기에 따라 다르겠지만

150ml 정도가 나온다.

② 레몬즙과 같은 양의 메이플시럽 150ml를 섞는다.

③ 생수 2리터 병에서 물 300ml를 덜어내고 여기에 레몬즙과 메이플시럽을 채워 넣는다.

④ 케연페퍼(매운 고춧가루)를 한 스푼 넣고 흔들어서 섞는다.

초경과 성조숙증

만 9세가 된 큰딸이 성조숙증과 관련해서 치료를 받기 시작했다. 옛날에는 확실히 그것을 병으로 생각하지 않았다. 최근에는 여자아이들이 초경을 일찍 시작하는 경향을 보이고 있는 데다가 초경이 시작되고 나서 1년 안에 키가 멈춘다는 정보가 퍼지면서 많은 부모들이 근심하게 되었다. 현대인들이 워낙 키에 대해서 민감하다 보니까 생겨난 일일 것이다. 정확하게는 키가 멈춘다기보다는 성장이 눈에 띄게 둔화된다는 것이 맞다.

아내가 큰딸을 데리고 대학병원에 갔더니 뼈 성장판 검사, 호르몬 검사 등을 하고 나서, "뼈 나이도 좀 그렇고, 최소 150cm까지밖에 안 클 것 같아요. 물론 저희가 좀 보수적으로 잡아요"라고 하더란다. 아내는 최악의 경우를 말한 것임을 알면서도 치료를 시작할 수밖에 없었다고 한다. 이후 큰딸은 대학병원에서 맞춰준 합성 성장호르몬을 매일 정해진 시간마다 주사로 맞고 있다.

뇌하수체, 부신피질 등은 성조숙증에 관련되는 신체 부위다. 성조숙증 치료를 할 때 성장호르몬과 함께 부신피질 억제 호르몬 주사를 맞아야 할 수도 있다. 사춘기 때 나오는 중세들, 즉 털이 나오고 유두가 나오는 등의 2차 성징을 억제하면서 초경을 늦추는 것이다. 큰 부작용이 예상되는 것은 아니지만, 비급여 치료인 데다가 너무 고비용이라는 것이 문제다. 요즘 강남 쪽 아이들은 특별한 중세가 없어도 9세 정도면 병원을 방문해서 치료를 받는 경우가 많다고 하니 의료비 즈니스 쪽에서는 핫한 시장임이 분명한 듯 보인다.

성조숙증에 대한 부모들의 반응은 과한 듯 느껴지기도 하지만, 가끔 초등학교 3학년생이 초경을 시작했다는 이야기라도 들려오면 확실히 걱정이 되는 건 어쩔 수 없다. 성조숙증은 그걸 병으로 봐야 되나 하는 시선이 있기 때문에 보험급여 적용이 되지 않는다. 그런데 성조숙증이 아닌 희귀병인 경우, 예를 들면 뇌하수체 질병으로 인해 키가 난장이처럼 되는 경우에는 치료가 필수적이다.

병인지 아닌지 아직은 애매한 성조숙증이 의심되는 징후는 무엇이 있을까. 이른 나이에 유두 쪽에 멍울이 만져진다든가 겨드랑이 살색이 변했다든지, 사타구니가 거뭇거뭇해지는 것 같을 때는 병원에서 확인해 보는 것도 괜찮을 것이다. 의학 교과서 수치로 확인해 보면, 만 12~14세에는 2차 성징이 나타나는 속도가 빠르다. 일반적으로 여자아이의 경우 만 13세를 피크로 해서 키 성장 속도가 완만해진다. 만 11세부터 유두가 생기기 시작하고 멍울이 생기기 시작한다.

남자아이는 만 12~13세부터 페니스가 커지기 시작하고 만 11~12세부터 고환이 커지기 시작한다. 털이 나는 것은 만 13세 정도부터 시작한다.

만약 만 11~12세 이전에 이러한 징후가 나타난다면 성조숙증을 의심해 볼 수 있다. 성조숙증은 이상하게도 우리나라의 부모들만 심하게 관심을 가지는 분야인 것만은 분명해 보인다.

자궁, 칼 대지 않고 수술합니다

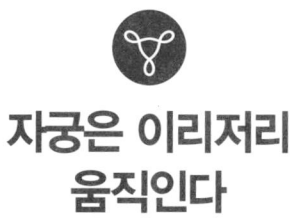

자궁은 이리저리
움직인다

자궁은 골반 한가운데에 위치해 있는 장기로, 골반과 근육과 주변 인대가 지지하고 있다. 보통 질과 직각을 이루며 앞에는 방광, 뒤에는 대장이 위치한다. 자궁은 주로 섬유근층으로 구성된 기관으로 배아가 착상하며 태아가 성장하는 기관이다. 위로는 양쪽에 난관(나팔관), 아래로는 질이 연결돼 있다. 길이는 약 8~9cm, 폭은 6cm, 두께 4cm 정도로 커다란 달걀 모양 또는 서양배를 거꾸로 한 모양이다. 비임신 시기를 기준으로 하면 자신의 주먹만 하다고 생각하면 크기를 가늠하기 쉽다.

난자와 정자가 만나 수정이 된 후 자궁 내에 착상을 하면 자궁은 40주(수정 후로 38주) 동안 수정란을 태아로 성장시키는 아기집 역할을 한다. 만삭일 때 자궁은 그 무게만 1kg으로 임신 전에 비해 20배로

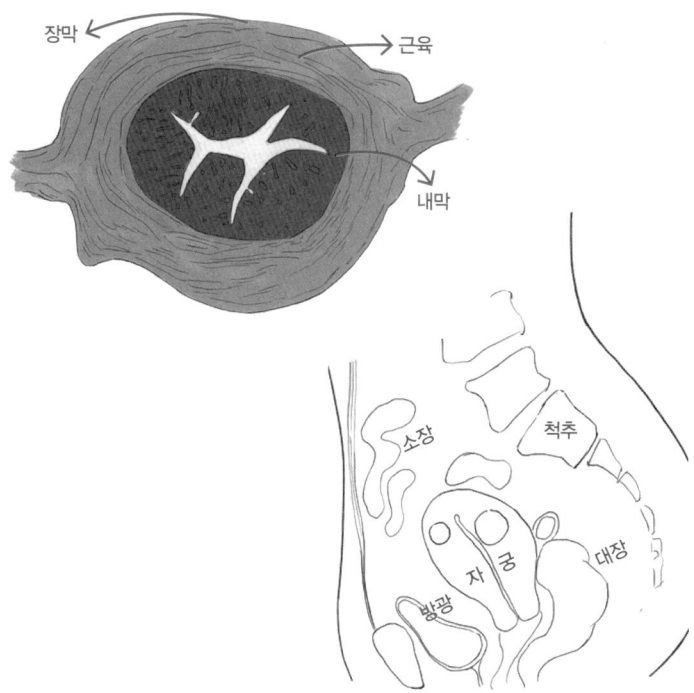

<그림 8> 자궁의 단면과 위치

늘어나고, 자궁에서 태아가 자라면 임신 전보다 500배가 커지는 매우 신비로운 신체기관이다. 아기를 낳고 나면 줄어들기 시작해 본래의 크기로 돌아오는 데는 두 달 정도가 걸린다.

　자궁은 위쪽의 자궁 체부(자궁몸통)과 아래쪽의 자궁 경부(자궁목)로 나뉜다. 자궁암 검사를 한다고 말할 때, 엄밀하게는 자궁의 입구 쪽인 자궁 경부를 진단하는 검사를 말한다(자궁경부암). 자궁 체부, 난관, 난소 등의 암을 조기에 진단하려면 해당 부위를 초음파로 살펴봐야 한다. 자궁을 단면으로 봤을 때는 배아가 착상하는 자궁 내막(점막),

민무늬근 세포로 구성된 자궁근육층, 바깥쪽의 자궁외막(장막)으로 나누어볼 수 있다.

자궁 체부는 역삼각형 모양의 두꺼운 근육층으로 둘러싸여 있으며, 내부는 자궁 내막이라는 부드러운 점막층으로 덮여 있다. 자궁 내막은 생리 직후에 가장 얇아졌다가 다시 점점 두꺼워지는데, 난자가 수정해 자궁 내막에 착상하지 못하면 두꺼워진 자궁 내막이 떨어져나와 몸 밖으로 배출된다. 이것이 바로 '생리'다. 이 기간이 끝나면 자궁 내막은 다시 증식하는데, 이런 증식은 매달 반복된다.

생명이 잉태되는 소중한 공간, 자궁

나는 남자라서 자궁이라는 장기를 갖고 있진 않지만 두 아이를 낳으면서 아내를 통해 임신, 출산과 관련된 간접적인 경험을 했다.

첫아이를 임신 중이었을 때였다. 임신 5~6개월쯤, 여름이었는데 아내가 온몸이 가렵다고 했다. 처음엔 더워서 땀띠가 났나 싶었는데 눈을 보니까 살짝 노란빛이 보였다. 그때 잠깐 인지 부조화가 일어났던 것 같다. '아니어야 하는데……'라고 생각하니까 '아닐 거야. 그래 아니야'라는 쪽으로 자꾸 생각이 흘러가는 것 같았다(대표적인 인지 부조화 사례로 의사들 사이에 손꼽히는 사건이 신해철이다).

나는 정신을 차리고 '더위 먹은 걸 거야' 하는 마음을 누르고 황달을 인정하며 병원으로 갔다. 그런데 그곳 산부인과 의사도 "사모님,

좀 더워서 그런 거예요. 괜찮아요" 하며 그냥 넘어가려고 했다. "저 의사인데요. 그게 아닌 것 같습니다"라고 했더니 당황한 의사가 간 수치를 체크해 주고 나서 대학병원으로 보내주었다. 정밀검사를 했는데 A형 간염 진단이 나왔다.

A형 간염은 입을 통해 바이러스가 들어오고 변을 통해 배출되는 질병이다. 지저분한 환경에서 걸린다고 해서 후진국 병이라고도 한다. 흙탕물도 먹고 하던 시절에는 어릴 때 A형 간염이 잘 걸렸다. 그런데 A형 간염이 어릴 때 걸리면 감기처럼 지나가면서 면역이 생기고 다시는 안 걸리는 데 반해, 성인이 되어서 처음 A형 간염에 걸리면 드물게는 급성 간부전으로 사망하는 사람도 있다. 성인의 A형 간염은 간 수치만 올라가는 것이 아니라 감기 몸살처럼 앓으면서 굉장히 몸이 힘들다. 반면에 바이러스성 질환이기 때문에 수액을 보충해 주고 간 기능을 보호하는 약을 먹는 것 외에는 달리 할 수 있는 것이 없다. 보통은 젊은 사람들이 걸리기 때문에 며칠 입원했다가 퇴원하면 되는데, 아내는 임신 중이었으니 몸 상태가 그야말로 말이 아니었다.

고비를 넘기고 나서 아기 초음파를 하는데, 아기의 간 주변에 복수가 차 있었다. '왜 복수가 차 있지? 저런 경우는 심장 기형이거나(우리 아기의 심장은 괜찮았다) 일시적으로 장에서 천공이 생기는 경우일 텐데. 아기의 장에는 아직 세균이 없기 때문에 복막염도 없을 테고. 천공이 생긴 원인에 따라서는 태어나자마자 수술을 해야 하는 경우도

있을 텐데.'

이런저런 생각을 하고 있었는데 병원에서는 '선천성 태아수종'이라는 진단을 내렸다. 아마도 장 쪽에서 파열이 생겼던 것 같다. 25% 확률로 수술해야 할 가능성도 있지만, 시간이 지나니 복수도 빠졌고 낳고 보니 아기는 건강했다. 나중에 논문을 찾아보니 임신 중 엄마가 A형 간염이나 B형 간염에 걸리고 나서 아기가 장이 파열되어서 복수가 차는 경우가 있다고 한다.

경험으로 봤을 때, 요즘처럼 도시에서 깨끗하게만 살았던 사람이 임신을 앞두고 있다면 A형 간염 예방주사를 꼭 챙겨서 맞는 것이 좋겠다. 임신 중에 걸리면 정말 고생하기 때문이다. 그리고 통계상 현재 A형 간염이 잘 걸리는 나이와 가임기가 겹치기 때문에 주의가 필요하다. 임신 전 맞아야 할 예방접종으로는 성인용 Td(파상풍, 디프테리아), MMR(홍역, 볼거리, 풍진), 자궁경부암, 수두, A형 간염, B형 간염, 인플루엔자(독감) 등이 있다.

방광 문제가 아니라 자궁이 문제

'히스테리(hysteria)'라는 말이 있다. 정신적, 심리적 갈등으로 인해 발생하는 신경증이라는 뜻으로, 그 어원은 그리스어로 자궁을 뜻하는 '히스테라(Hystera)'에서 왔다. 19세기 말 프랑스의 신경병리학자 샤르코가 히스테리는 남성에게도 나타나는 것임을 처음 밝혀내기 전까지, 히스테리는 '자궁이 몸속을 이리저리 돌아다니고 부딪히면서 발생하는 증세'라고 생각했다.

임신 중에도 자궁의 움직임을 실감할 수 있는 경험을 할 때가 있다. 첫아이 임신 8개월쯤이었을 때 아내가 오른쪽 아랫배가 무지하게 아프다고 통증을 호소했다. 맹장염인가 싶기도 했다. 만약 임신 중에 맹장염이라면 개복 수술을 해야 하기 때문에 잔뜩 긴장하면서 병원에 갔다. 초음파를 봤더니 맹장염은 아니었다. 콩팥에서 방광으로 가는 오른쪽 요관이 늘어나 있다는 것이었다. 자궁이 커지다 보니까 누른 것이었는데, 산부인과 교수는 비뇨기과로 가서 '더블 J 스타트' 처치를 하라고 했다. 양쪽이 J자 모양인 관을 방광에서 콩팥까지 넣어주면 눌린 걸 펼 수 있다는 것이다.

비뇨기과에 갔더니 그쪽 교수는 더 심플하고 정확하게 상황을 설명해 줬다. 요관은 임신 중 눌리기도 하지만 더 지나서 만삭 10개월 가까이 되면 딱 고정이 된다는 것이다. 그러면 더 커진 자궁이 가운데로 와서 고정되면서 처치가 필요없어진다는 것이다. 자궁이 왔다 갔다 움직이다가 지금은 오른쪽으로 쏠렸지만 다시 더 커지면 가운데로 자리를 잡을 것이란 얘기였다. 다른 처치는 필요없고 오른쪽으로 눌렸으니까 왼쪽으로 누워 자라는 처방을 주었다. 그 후로 통증은 완화되었고 만삭이 되니까 아니나 다를까 가운데로 자궁이 고정되었다. 이런 일은 의외로 흔히 겪는 증상이다.

조산의 원인이 된 고혈압

자궁에서 수정란이 착상되는 생명의 시작도 참으로 신비한 일이지만, 임신이 지속되면서 태아가 무사히 커가는 것도 쉬운 일만은 아니다. 임신 20주 이상 37주 이내에 출산하는 것을 조산이라고 말하는데, 조산아는 미숙한 경우가 많아 사망의 원인이 되기도 한다.

조산은 원인 불명인 경우가 많지만, 태반 출혈, 고혈압성 질환 등 임신부와 태아의 내과적, 산과적 문제가 있는 경우가 35% 정도라고 한다. 그밖에는 조기 진통, 조기 양막 파열 등 다양한 원인이 있다. 조산과 관련해서는 고령의 초산인 산모이거나 다태임신인 경우, 흡연, 음주, 약물 복용, 영양 부족, 과잉체중 등의 생활습관이나 과도한 스트레스도 관련이 있다고 알려져 있다.

우리 집의 둘째아이 임신 때도 평탄하지는 않았다. 임신중독증 검사를 했는데 소변에서 단백뇨가 나온 것이다. 임신중독증의 3대 증상은 고혈압, 단백뇨, 부종이라고 이야기하는데, 단백뇨를 확인한 순간 아내는 첫아이 임신 때 고생한 생각이 떠올라 울고 싶었다고 한다. 결국 임신 중 혈압이 160 정도로 많이 올라 또 고생을 했다.

과거에 '임신중독증'이라고 부르던 질환은 정확한 표현으로는 '임신성 고혈압'이다. 출산 후에는 혈압이 떨어지는 것이 보통인데, 지속적으로 혈압이 높은 상태인 경우도 있다. 임신으로 인해 손상된 것이 회복되지 않았다는 의미인데, 만약 그렇다면 이후로 계속 혈압 약을 먹어야 한다는 얘기가 된다.

아내는 출산 후 혈압이 다시 떨어져서 괜찮았지만, 33주 만에 조산을 했다. 아기의 몸무게도 2kg 정도밖에 안 됐다. 보건소에서 의료비 지원을 해준다는 전화도 왔는데, 소득 집계를 하지 않은 공무원의 실수였다.

게다가 출산 후에는 아기가 분유를 먹자마자 품듯이 토하는 증상이 있어서 걱정이었다. 엑스레이를 찍어봐도 배가 많이 팽배해 있었는데, 의심스러웠던 것은 십이지장구부(duodenal bulb)였다. 만약 선천적으로 십이지장구부가 과도하게 두꺼워서 꼭 막힌 것이라면 살짝 칼집을 내줘서 긴장을 풀어주는 수술을 해야 한다. 남자아이에게 잘 생기는 질환이라 '우리 딸은 아닐 거야' 생각하며 신생아 병실에 입원시켰다. 다행히 며칠 두고 보니 분유를 잘 넘겨서 집으로 돌아왔다.

둘째아이가 신생아 병실에 입원해 있는 동안 좋아했던 사람은 첫째아이뿐이었다. 처음 산후조리원에서 첫째아이가 둘째를 만났을 때는 조그만 아기를 보며 너무나 좋아했다. 그러다 집으로 데리고 오니까 패닉에 빠진 것처럼 보였다. 유리창 너머로 원숭이 구경하듯이 볼 때는 좋았지만 막상 아기가 집으로 오니까 '이건 아니지'라고 생각한 것 같다. 그러다가 토하는 증세로 둘째가 병원에 며칠 입원하고 있는 동안에 첫째는 콧노래를 흥얼거리며 얼마나 좋아하던지……. 그랬다가 금세 다시 둘째가 퇴원하자 다시 또 패닉에 빠지고 말았다. '어머 쟤 뭐니' 싶었을 거다.

모유가 아니어도 괜찮아

임신, 출산 과정에서 워낙 우여곡절이 많고 병원을 들락거리다 보니 아내는 "셋째는 도저히 못 낳겠다"는 얘기를 했다. 둘째 때는 아내가 일을 하면서 모유를 챙겨 먹일 자신이 도저히 없다고 해서 분유를 먹였다. 첫째 때는 유축을 하고 모유를 얼려놨다가 먹이곤 했는데, 야근 후 집에 돌아와서 소 젖 짜듯이 유축했다가 먹이는 게 너무 힘들다는 것이었다.

산부 중에는 출산보다 젖몸살이 더 힘들다는 경우도 많다. 젖몸살이 심하면 마사지로 풀어줘야 한다. 젖몸살은 배출이 안 되고 고이는 거라서 고름이 생기는 경우도 있는데, 그걸 째는 외과적 수술도 많이 시행된다. 비슷한 상황에 처한 여성분들이 꽤 있을 것 같아서 하고 싶은 이야기가 있는데, 인위적으로 젖을 말리는 약을 먹고 아기를 분유로 키운다고 해서 결코 죄책감을 갖지 말라는 것이다. 모유의 장점이 있긴 하지만, 그렇다고 해서 분유를 먹였을 때 영양학적으로 부족하거나 그런 건 아니기 때문에 죄책감을 가질 필요는 없다고 본다. 게다가 아기에게 젖을 먹일 환경이 갖춰져 있지 않은 것이 엄마인 여성의 잘못만은 아니다. 소젖은 성장호르몬이 과하게 들어 있어서 사람에게 주는 영향이 결코 약하지 않다는 주장을 하는 사람도 있지만, 아직까지 상관관계가 밝혀진 바는 없다.

또 이유식을 빨리 시작하지 않았다고 해서 죄책감을 가질 필요도 없을 것 같다. 분유를 먹이면 모유에 있는 영양을 섭취하지 못하니까

4개월부터 이유식을 하지 않으면 안 된다는 주장이 지금은 너무나 넓게 보편화돼 있다. 그런데 여기에 이의를 제기하는 주장도 있다. 인간이 그렇게나 빨리 이유식을 시작한 역사가 불과 20년밖에 되지 않았다는 것이다. 아기가 아직 장기(특히 췌장)가 완전해지지 않은 상태에서 너무 빨리 이유식을 시작하는 바람에 오히려 알레르기 환자가 늘었다는 의견도 있다.

자궁이 따뜻하면
면역까지 좋아진다

여성에게 자궁은 '아랫쪽 심장'이라고 부를 만큼 중요한 기관이며, 자궁 건강은 출산과 직결될 수 있는 문제이기 때문에 특별한 증상이 없더라도 정기적인 검사를 받는 것이 바람직하다. 최근에는 미혼의 젊은 여성층에게도 자궁근종, 자궁선근증 환자가 늘어나고 있는 추세이기 때문에 나이에 관계없이 가임기 여성이라면 스스로 자궁 건강에 관심을 갖고 관리하는 것이 필요하다.

난임을 임신으로 바꾸는 치료법

내가 하이푸를 처음 만났던 강남베드로병원에 근무할 때, 기회가 생겨서 직원들이 모두 MRI 검사를 한 적이 있다. 아이가 잘 생기지 않던 30대의 부장이 있었는데, 다발성 자궁근종이 발견됐다. 내가 직접 시술을 했는데, 3cm 정도의 근종을 하이푸로 없애고 나서 그녀는 쌍둥이 임신을 해서 무사히 출산했다. 한국에서 하이푸 치료 후 쌍둥이를 출산한 첫 사례인데, 지금도 가끔 연락을 주고받는다.

난임이던 환자가 하이푸 시술을 하고 나면 보통 3개월 동안은 조심하고 3개월 후부터 임신을 시도하라는 것이 정석이다. 하이푸 시술후 3개월이 지나야 자궁근종이 상당한 비율로 줄어들기 때문에 그때부터는 임신해도 안심할 수가 있다. 게다가 3개월 후 추가로 시술이 필요한지도 체크해야 하기 때문에 하이푸 시술을 받는 환자에게는 여러 번 거듭 강조해서 3개월 조심 기간을 알려준다.

하이푸 치료 후에 임신한 환자 사례는 많이 있다. 비수술적 치료를 시행하면서 가장 기분 좋은 부분이다. 그리고 자궁근종 치료를 받고 나면 배를 따뜻하게 해주기를 당부한다. 혈액순환이 안 좋으면 종양이 잘 생긴다. 배가 따뜻해서 혈액순환이 좋아지면 심지어 암 환자에게도 좋다. 배가 따뜻하면 자궁, 소장 등이 보호되면서 면역 기능도 좋아지고 전반적으로 건강이 좋아진다.

여성이 임신을 원하지 않을 때

자궁과 관련된 이슈로는 질병과 임신 말고도 피임이 있다.

고대 로마 시대에는 '실피움(silphium)'이라는 약초가 있었다고 한다. 여성호르몬 작용을 하는 생약인데 주로 피임약으로 썼다는 기록이 있다. 하트 모양의 과실이 열리는데 이것을 고대 로마인들은 해열제, 소화제, 사마귀 치료제 등 만병통치약처럼 활용했다고 한다. 당시에는 워낙 효능이 좋고 유명한 약초였기 때문에 로마 제국 전역에 통용되었고 심지어 동전에서도 실피움의 모습이 새겨져 있는 것을 볼 수 있다고 한다.

아기를 갖고 싶은 사람이 임신이 안 되는 것도 고역이지만, 원하지 않는 임신 또한 여성을 괴롭히는 일이다. 피임을 하는 가장 확실한 방법은 콘돔과 살정제를 함께 쓰는 것이다. 살정제는 정자가 질에서 자궁 경부를 통해 자궁에 들어가기 전에 정자를 죽이는 화학물질을 포함하고 있는 피임제인데, 거품, 크림, 젤리 좌약 등의 다양한 형태가 있다.

가장 보편적으로 많이 쓰는 피임기구는 콘돔이지만, 쓰다 보면 찢어지거나 돌발상황이 생기기도 한다. 그래서 살정제 질좌제를 콘돔과 함께 쓸 것을 권한다.

그 외의 다른 피임법들은 여성호르몬을 이용한 것들이기 때문에 여자들이 너무 많은 희생을 해야 한다. 호르몬제를 장기 복용하면 유방암 확률도 올라간다. 간에도 안 좋고 피도 끈적하게 만드는 등의 부작용이 많다.

남자들이 먹는 피임약을 개발하려는 노력이 한때 있었지만, 임상실험 단계에서 성욕 감퇴가 심해서 실패를 거듭했고 현재로서는 여성이 사용하는 피임약만 존재한다. 여성들의 몸에 부담이 많다는 점은 계속해서 이슈가 되지 않을까 생각한다.

그리고 낙태에 관해서는 종교적 신념으로 법을 만들어야 할지, 사회적 합의를 기반으로 생명권의 시작을 정해야 할지 그야말로 뜨거운 감자다. 태아의 생명권이 어느 시점부터 인정받을 수 있는지는 사회마다 다르다. 종교적으로 보면 가톨릭과 보수적인 개신교 종파는 수정된 시점부터 생명으로 본다. 개신교에서도 진보파들은 낙태 논쟁에 대해 열려 있다. 이슬람교는 임신 4개월부터 권리를 인정한다. 유대교는 전통적으로 출산 시점을 생명의 시작으로 강조했다. 우리나라는 가톨릭 국가가 아니니 종교적 문제보다는 사회적 합의로 문제를 풀어야 하지 않을까 하는 것이 내 개인적인 생각이다.

2018년 상반기에 '낙태죄 폐지와 자연유산 유도약(미프진) 도입이 필요하다'는 국민청원에 23만 명이 동의하면서 조국 민정수석이 답변자로 나선 일이 있다. "다음해에 임신중절 실태조사부터 실시하고 현황과 사유에 대해 먼저 정확히 파악하겠다. 그 결과를 토대로 관련된 논의가 한 단계 진전될 수 있도록 하겠다"는 내용이었다. 현행 법제는 모든 법적 책임을 여성에게만 묻고 국가와 남성의 책임은 완전히 빠져 있다며 여성의 자기결정권 외에 불법 임신중절수술 과정에서 여성의 생명권, 건강권 침해 가능성을 함께 논의해야 한다는 답변이 있었다.

현재 보건복지부는 낙태에 대해 엄격하게 법을 적용시키고 있다.

낙태를 하는 임신부를 처벌하는 것이 아니라 낙태를 하는 의사를 강력히 처벌하려는 것이다. 그래도 선택권을 침해받는 사람은 결국 여성들이다. 한 해 십수만 건의 비합법적 낙태가 있는 것으로 추산되고 있는데, 낙태가 제도권 병원에서 자취를 감추면 이들은 불법 시술이나 해외 원정 낙태를 해야 한다.

과거에도 이와 비슷한 이슈가 논란을 일으켰지만 정작 여성들의 목소리는 드러나지 않았다. 역사적으로 여성은 남성들에게 육체적으로 억압받거나 강탈당하기도 했는데, 지금은 사회 제도에서 내재화된 시스템으로 눌리고 빼앗기는 느낌이다. 임신, 출산은 물론 낙태는 여성의 몸에 관한 이야기다. 몸의 주인인 여성의 목소리가 적극적으로 나오는 것이 바람직한 일이지 않을까 생각한다. 태아의 생명권과 여성의 자기결정권에 대한 논란인데, 아직까지 남자들만 목소리를 내고 있는 것이 문제다. 현재 낙태에 관해 목소리를 내고 있는 사람들은 유림이거나 가톨릭 신부들이다.

프랑스에서 있었던 에피소드를 소개해 보려고 한다. 1971년 한 프랑스 언론에 자신들이 낙태했음을 선언하는 여성 343명의 연대서명이 실렸다. 스스로 낙태를 한 적이 있는 잡년(salope)이라며 법대로 감옥에 넣어 달라고 했다. 이들 중 상당수는 저명한 여성들이었다.

이들이 이렇게 나선 계기는 강간으로 임신한 소녀가 낙태한 죄로 그 엄마와 함께 법정에서 징역형을 선고받은 일 때문이었다. 당시 프랑스는 가톨릭 국가로서 법으로 낙태에 대해 징역형을 선고할 수 있었던 시절이었다.

연대서명을 한 사람 중 대표적인 인물로 첫 번째로 꼽힌 인물이 유명한 작가였던 시몬 드 보부아르였다. 실존주의 철학자 사르트르와 연인 관계이자 평생 동반자였는데 결혼은 하지 않았다. 사르트르가 청혼했지만 페미니스트였던 그녀는 결혼 제도를 거부하고 그와 동거하는 관계로 평생을 함께 했다. 내가 고교 시절, 우연히 발견한 보부아르의 소설을 읽고 푹 빠졌던 기억도 난다.『모든 인간은 죽는다』는 제목이었던 것으로 기억한다.

시몬 드 보부아르가 작성한 선서는 이렇게 시작한다.

"프랑스에서 매년 100만 명의 여성이 낙태 시술을 받는다."

사법당국은 감히 그녀들 중 누구 하나도 감옥에 넣을 수 없었고 낙태를 범죄시하는 법은 결국 사문화(死文化)되었다. 그 후 1975년 여성의 낙태권이 보장되는 법이 제정되었다.

몸조리의 핵심은 '배를 따뜻하게'

만약 원치 않은 임신을 해서 임신중절수술을 받았다면 여성의 몸에 상당한 후유증을 남기게 된다. 그런데도 사회 분위기상 드러내놓고 적절한 조리를 하지 못하는 경우도 많을 것이다.

임신중절수술은 자궁 내막을 제거하는 수술이기 때문에 자궁 내막이 얇아지는 원인이 된다. 자궁근종이나 자궁선근증을 치료하기 위해 하이푸 시술을 받았을 때와 마찬가지로 외부 자극을 받은 경우에 해당한다. 임신중절수술은 자연출산과 견주어도 결코 가벼운 일이 아니다.

임신중절수술 후에도 출혈, 감염, 자궁 내 유착 등의 합병증 가능성이 있다. 최대한 휴식을 취하고 찬 기운을 맞지 않도록 하고 배를 따뜻하게 해주어야 할 것이다. 이것은 하이푸 시술 후에도 똑같이 적용된다.

옛날부터 자궁을 따뜻하게 해야 임신도 잘 되고, 여성 건강에 두루 좋다는 말이 많다. 생리통이 심할 때 온팩을 배 위에 얹으면 나아지곤 했던 경험을 해본 여성도 많을 것이다. 건강한 자궁을 유지하는 데는 배를 따뜻하게 하는 게 큰 도움이 된다. 생리 전후에는 하복부를 따뜻하게 하는 것은 물론 찬 음식, 찬 바람을 피해야 한다.

자궁이 차면 난소의 기능이 저하되는데, 이것이 생리혈의 배출을 차단하고 난자 배란을 어렵게 만든다. 자궁이 차가우면 자궁 건강에 좋지 않은 것은 물론, 심하면 불임으로 이어질 수도 있다.

자궁을 따뜻하게 하는 방법으로는 좌훈, 사우나, 쑥차 등이 있다.

좌훈은 원래 자궁 건강에 도움이 되는 한약재를 직접 쏘여 생리불순, 냉증에 도움을 주는 방법인데, 요즘에는 생리대처럼 속옷에 붙이기만 하면 좌훈 효과를 경험할 수 있는 좌훈찜질패드도 나와 있는 모양이다.

사우나는 집에서도 할 수 있는 건강법으로, 스파, 사우나, 반신욕 등은 신진대사를 활발하게 하고 하복부 체온을 높여주는 데 도움이 된다.

자궁을 따뜻하게 하는 음식으로는 쑥이 대표적이다. 쑥은 몸속의 탁한 피를 걸러 노폐물을 제거하고 부족한 피를 보충해 혈액순환을 원활하게 하는 데 도움을 주는 약초라고 알려져 있다. 따뜻한 성질을 지녀서 생리통, 복통 등에 효능이 있다고 한다. 혈액순환이 좋지 못해 몸이 차가운 경우라면 쑥차를 즐겨마시는 것이 좋다.

난소를 남겨도
자궁 적출은 문제다

미국의 여성 건강 전문의인 크리스티안 노스럽은 누군가가 다음과 같은 이유를 대면서 자궁적출술을 권한다면 그 말은 따르지 않아도 무방하다고 말한다.

첫째, "종양이 더 커지기 전에 수술을 받아야 해요. 그렇지 않으면 종양이 크게 자라 나중에 수술하기가 더 힘들어집니다." 작은 종양은 사실은 과도한 출혈이나 심각한 문제를 유발하지 않는다. 모든 자궁근종이 자라는 것은 아니기 때문에 작다면 굳이 제거할 필요는 없다. 만약 근종이 커져서 수술이 필요하더라도 자궁적출술이 아니라 자궁을 보전한 채 종양만 제거하는 근종절제술도 가능하다.

둘째, "자궁근종이 암으로 발전할 가능성이 있습니다. 근종을 제거하지 않아도 암으로 발전하지 않는다고 장담할 수 없습니다." 자궁

97

적출을 권하기 위해 이런 말을 하지만, 근종이 암으로 발전된 사례는 매우 드물다는 것이다. 자궁근종이 암으로 발전되는 것을 자궁육종이라고 하는데, 통상적으로 이런 상태라면 수술을 한다 해도 생존 가능성은 크지 않다. 통계적으로 볼 때 자궁육종으로 사망할 확률은 자궁 적출의 합병증으로 사망할 확률보다 적다.

셋째, "초음파로도 난소가 보이지 않습니다." 자궁근종을 확인하기 위해 초음파를 할 때 난소 중 하나가 종양에 가려 보이지 않는 경우가 있다. 의사들은 혹시 난소의 문제점을 발견하지 못할까 봐 자궁 적출을 권하기도 한다. 난소에 질병이 있을 것이라는 확실한 가능성이 있다면 몰라도, 초음파로 난소를 볼 수 없다는 것이 난소에 문제가 있다는 의미는 아니다. 그저 의료기기의 한계일 뿐이다.

크리스티안 노스럽은 자신의 저서를 통해, 모든 여성들이 어린 시절부터 골반기관의 중요성을 배울 기회를 갖지 못했다며, 남성의 생식기관에 비해 여성의 골반기관에 대한 연구가 활발히 진행되지 않았음을 안타까워한다.

호르몬을 공급하는 주요 기관, 난소

난소는 많은 사람들이 생각하듯이 그저 난자를 만들고 배란시키는 것 외에 다른 기능은 없는 것일까? 난소는 난포호르몬인 에스트로겐과 황체호르몬인 프로게스테론을 생산하며, 그 작업을 위해 뇌

자궁, 칼 대지 않고 수술합니다

하수체와 연결되어 있다. 그리고 난소가 생산하는 호르몬이 에스트로겐이나 프로게스테론만 있는 것은 아니다. DHEA나 테스토스테론 같은 안드로겐도 난소에서 생성되며, 폐경기가 지나고 나서도 수십 년 동안 난소는 스테로이드 호르몬을 만들어낸다고 한다. 폐경이 지나도 난소는 골다공증을 예방하며 기력을 유지하고 성욕 같은 본능적 욕망을 유지하는 데 중요한 역할을 하는 프로게스테론과 에스트라디올을 생성해 낼 수 있다.

OECD(경제협력개발기구)의 「2012년 헬스 데이터」에 의하면 2010년 기준 한국 여성 10만 명당 329.6명이 복강경 자궁적출술을 받은 것으로 나타났다. 이 자료에 따르면 우리나라에서 복강경 자궁적출술을 받은 환자 수는 다른 OECD 회원국보다 월등히 높다. OECD 회원국 평균은 2009년 기준 115.9명으로 우리나라의 절반도 안 된다.

이렇게 자궁 적출이 자주 일어나는 원인으로 꼽히고 있는 것은 저출산, 비만, 자궁근종 환자의 증가 등이다. 국민건강보험공단이 병원에 지급하는 보험수가를 비교해 봤을 때, 자궁을 살리고 근종만 떼어내는 수술보다 자궁적출술이 더 높다는 것도 손꼽히는 이유다. 그러나 자궁적출술을 받은 여성은 상실감, 우울, 성교통 등의 후유증이 동반될 수 있으며, 자궁적출술을 시행할 때 난소를 남겨둔다 해도 난소로 가는 혈류가 감소해 난소 기능이 빨리 저하된다는 것이 문제다.

자궁이 적출되면 골반 내 다른 장기의 위치가 왜곡될 수 있다. 그리고 난소를 남겨두더라도 난소에서 형성된 호르몬을 받아줄 자궁

몸체가 없어서 전체적으로 호르몬 균형이 깨져버린다.

난소와 난관의 해부학적 구조

여성의 생식기는 자궁과 질, 난소와 난관(나팔관)으로 구분된다. 자궁의 아래쪽으로 질과 연결되는 부위가 자궁 경부이며, 자궁 내부의 빈 공간을 자궁내강이라고 부른다. 자궁은 좌우 양쪽의 난관을 통해 복강 내부로 열려 있는 셈이다. 난소는 난관을 통해 자궁과 연결된다.

자궁 뒤쪽, 난관의 아랫부분에 좌우 각각 한 개씩 존재하는 난소는 여성의 성선으로 남성의 고환과 발생학적으로 동일한 기관이다. 난소는 난자를 보관하고 여포(안에 난자를 가지고 있는 세포 집합 주머니)를 성숙시키며 배란이 이루어지는 곳이다. 배란된 난자는 난관을 통해 자궁으로 이동하고 배란이 이루어진 여포는 황체로 변한다.

난소의 기능은 두 가지인데, 하나는 난자의 보관과 난포의 성숙에 관여하는 것이고, 또 하나는 여성호르몬을 비롯한 성호르몬을 분비하는 것이다. 여포나 황체에서는 에스트로겐, 프로게스테론, 테스토스테론 등의 성호르몬을 분비하며 이러한 호르몬의 분비는 뇌의 시상하부와 뇌하수체의 분비 호르몬들과 상호작용으로 조절된다.

난소는 크기가 약 3cm 정도로 조그마한 살구 모양을 하고 있다. 여성은 약 200만 개의 미성숙 난자인 원시난포를 가지고 태어나며

약 40만 개 정도가 사춘기까지 생존하여 난포로 자란다. 생리 주기에 따라 매달 하나의 난포가 난자로 성장하여 배란이 된다. 사춘기 때부터 폐경이 될 때까지 약 300~500개의 난포만이 성숙되고 배란이 된다.

자궁과 난소를 연결하는 난관은 약 10cm 정도의 길이이며 그 끝은 손가락 모양을 하고 있다. 난관은 난소에서 방출한 난자를 보호하고 있다가 난자가 정자를 만나 수정할 수 있도록 돕고, 수정된 난자를 자궁으로 이송하는 역할을 한다. 난관의 내부는 섬모상피로 덮여 있는데, 그 방향이 자궁 쪽을 향하고 있어 난자가 자궁 쪽으로 쉽게 이동할 수 있는 구조로 되어 있다.

난자가 이동하는 통로인 난관에 염증이 생겨 막히거나 주변과 유착이 발생하면 불임이 되기도 한다. 또는 피임을 위해 이곳을 묶거나 자르기도 한다. 한편 수정된 난자가 자궁에 이르지 못하고 난관 중간의 팽대부에 착상하는 경우가 간혹 있는데, 이것이 '자궁외 임신'이다.

골반통증, 가벼이 여길 일이 아니다

난소는 배란이라는 규칙적인 작업을 하는 기관이기 때문에 그 흐름에 이상이 생기면 몸에 질병이 찾아올 수 있다. 난소에서 배란된 난자가 착상되지 못하면 자궁 내막과 함께 빠져나오는데, 이것이 여성의 생리다. 여성이 스트레스 등으로 인해 생리혈이 역류하면서 자궁 내막 조직이 난소 등 다른 장기에 붙으면 이른바 '자궁내막증'을 일으킨다.

자궁 내막을 형성하고 있는 조직은 정상적인 경우라면 자궁 내강 안에서만 자라야 한다. 그러나 자궁 내막의 조직이 자궁 근육에 침투하면 자궁선근증이라 하고, 자궁이 아닌 난소, 복막, 소장이나 대장, 방광 등 다른 부위 조직에 증식하면 자궁내막증이라고 한다. 자궁선근증은 30대 이후에 많이 나타나는 반면, 자궁내막증은 20, 30대 젊은 층에서 발병하는 것이 특징이다. 또 자궁근종과 자궁내막증은 동시에 발생하는 경우가 빈번하다.

자궁내막증으로 인해 자궁이 뒤틀리거나 염증 반응으로 인해 골반유착을 일으키면 통증이 생기는데, 방치하면 만성 골반통이 되기 쉽다. 생리 시에 복통, 골반통, 요통 등이 있을 때 흔히 있는 생리통이 겠거니 하고 그냥 지나칠 수만은 없는 것은 그 때문이다. 난소나 그 주변 조직에 유착이 생긴다면 불임의 원인이 될 수도 있다.

난소낭종도 난소의 배란 작업에 이상이 생기면 생길 수 있는 질환이다. 쉽게 말해 물혹인 셈인데, 가임기 여성에게 난소낭종은 배란 과정의 일부로 만들어지는 것이라고 볼 수 있다. 그래서 '기능성 낭종'이라 부르기도 한다. 호르몬 불균형이 원인으로 지목되고 있으며, 배란 과정에서 난포가 정상적으로 성장하지 못해 일시적으로 생기는 경우가 대부분이고, 3~6개월 사이에 자연적으로 소멸되는 것이 특징이다.

　스트레스와 피로가 누적되면 컨디션이 저하되면서 여성호르몬 분비를 조절하는 시상하부와 뇌하수체 기능에 이상이 생겨서 난소낭 종이 생길 수 있다. 크기가 작다면 주기적으로 관찰하면서 관리한다.

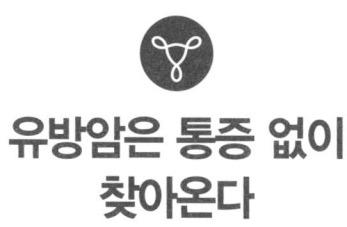

유방암은 통증 없이
찾아온다

유방은 기름샘이 변형된 것으로 피부의 한 부속기관이다. 유방의 중추적인 부분은 젖을 분비하는 샘인 유선(mammary gland)과 젖을 유두로 운반하는 유관(mammary duct)인데, 유선은 두 번째 늑골과 여섯 번째 늑골 사이, 좌우로는 흉추와 겨드랑이 중심선 사이에 분포한다. 유방의 기저에는 팔 운동과 가슴 운동에 관여하는 대흉근(큰가슴근)이라는 삼각형의 커다란 근육이 있다.

유방은 크게 실질 조직과 간질 조직으로 나뉜다. 실질 조직은 젖을 분비하는 소엽(mammary lobule, 젖샘이 모여 있는 단위)들과 젖을 유두로 운반하는 유관(젖샘관)으로 구성되며, 간질 조직이란 그 사이를 지지해 주는 결합조직, 지방, 혈관, 신경, 림프관 따위를 말한다. 성인 여성의 유방에서는 유두를 중심으로 15~20개의 유관이 방사상으로 뻗어 각

소엽으로 연결되는데, 소엽에는 유선이 있다. 대부분의 유방암은 유관에서 발생한다.

사춘기에 들어서면 호르몬의 영향으로 모유를 분비하는 유선 조직이 발달하고, 그 주위의 지방 조직도 급속히 발육한다. 유방의 핵심 기능은 출산 후 수유, 즉 아기에게 젖을 먹여 성장에 필수적인 영양을 공급하는 일이다. 이 기능을 담당하는 것이 유선인데, 유선은 뇌하수체에서 만들어지는 성장호르몬과 프로락틴, 부신피질자극호르몬 등과 함께 여성호르몬이 작용하여 발달한다. 이들 호르몬의 분비와 활동은 유방암과 관련이 있다. 한편 유방은 많은 감각신경이 분포하기 때문에 중요한 성감대의 역할도 한다.

유방의 낭종은 정상 반응이다

대부분의 유방 통증 자체는 유방암과 관련이 없다. 유방암 환자들 중 유방 통증을 호소한 사람은 7~10% 정도라는 보고가 있다. 유방에 덩어리가 만져진다고 해서 모두 유방암은 아니며 섬유낭성 질환, 섬유선종 등의 양성 질환인 경우가 더 흔하다.

섬유선종은 가임기 여성에게서 흔히 볼 수 있으며, 여성호르몬의 영향을 받아 생리 주기 동안 크기와 증상 등이 변할 수 있다. 임신과 수유 기간 동안 크기가 커지기도 하는데, 임신과 수유 기간이 끝나면 크기가 줄어들고 폐경과 함께 위축되기도 한다. 보통 1~2cm 크기로 주위 조직과 경계가 분명하고 만져볼 때 잘 움직이고 둥글고 단단한 고무 같은 촉감을 주며 통증이 없는 경우가 대부분이다. 이런 병변은 암 발생에 영향을 주지 않는 것으로 알려져 있기에 원칙적으로는 꼭 제거해야 하는 병변은 아니다. 검사상 의심되는 경우는 그 정도에 따라 6개월 또는 1년마다 정기적인 유방 검진을 권고한다. 암과는 상관이 없지만 크기가 2cm를 넘거나 점차 자라는 경향을 보이면 수술로 제거하기도 한다.

섬유낭종성 변화는 평소 유방에 멍울이 많이 만져지며, 특히 생리 전에 덩어리가 많이 뭉쳐지면서 통증과 압통을 동반하는 경우에 많이 나타난다. 모유를 분비하는 세포 사이의 조직들이 섬유화되고 낭종들이 함께 관찰되는 병변으로 주로 유선이 풍부하게 발달하는 30~40대에 흔히 나타나며 폐경과 더불어 감소한다.

악성 종양은 초음파 소견에서 60~80% 정도 구별이 가능하다. 악성의 가능성이 있거나 악성 소견이 있는 경우 조직검사를 통해 감별진단을 해야 한다. 유방암은 조기에 발견될 경우 비교적 치료가 잘 되는 암으로 치료 후 5년 생존율이 평균 76% 정도다.

젊은 유방암 환자의 증가, 여성암 2위

2017년에 발표된 중앙암등록본부 자료에 의하면 2015년에 우리나라에 발생한 214,701건의 암 중에서 유방암은 남녀를 합해

19,219건 전체 암 발생의 9.0%로 5위를 차지했다. 인구 10만 명당 조발생률(해당 관찰기간 중 대상 인구집단에서 새롭게 발생한 환자 수)은 37.7건이다. 발생 건수는 남자가 77건, 여자가 19,142건으로 여성암 중에서 2위를 차지했다. 남녀를 합쳐 연령대별로 보면 40대가 34.2%로 가장 많았고, 50대가 30.6%, 60대가 15.6%의 순이었다.

최근 유방암은 연령층이 계속 낮아져 30대는 물론 20대 여성까지 유방암이 발생하고 있어 주의와 관심이 필요하다. 유방암의 정확한 원인이 밝혀진 것은 아니지만 서구화된 식습관이나 빨라진 초경과 관련이 있는 것으로 이야기되고 있다. 초경은 폐경 시기에도 영향을 준다. 모유 수유를 피하거나 아이를 적게 낳는 것도 지목되고 있는데, 여러 가지 생활습관을 살펴봐야 할 것 같다.

규칙적인 운동, 심지어 가벼운 신체활동이라도 운동을 통해 건강을 유지하는 여성들이 유방암 발병 위험이 낮다고 한다. 폐경이 지난 후에도 규칙적인 운동을 하는 것이 여성의 유방암 발병 위험을 낮춘다고 알려져 있다. 경미한 운동을 하든 강도 높은 운동을 하든, 호르몬수용체 양성 유방암의 발병 위험을 모두 낮춘다고 한다. 그러나 운동 후 체중이 크게 증가한 여성, 특히 폐경이 지난 여성의 경우에는 유방암 발병 위험이 높아져 체중 증가가 운동의 이로운 면을 상쇄시킬 수 있다는 지적이 있다.

인간의 몸은 60조 개의 세포로 이루어져 있으며, 정상 세포는 태어났다 죽어가는 과정을 거듭하는 유한한 수명을 가지는 존재다.

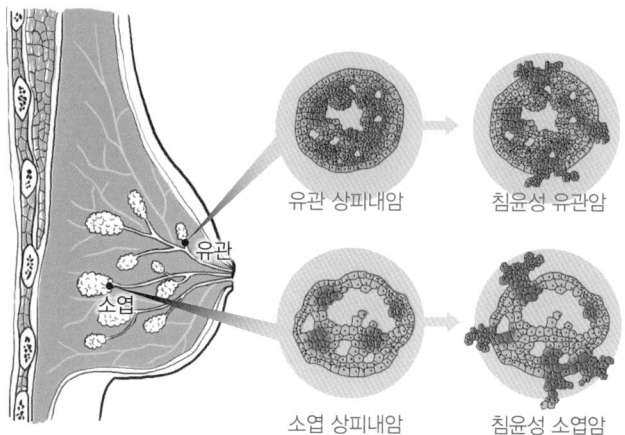

유관 상피내암   침윤성 유관암

소엽 상피내암   침윤성 소엽암

〈그림 9〉 유방암의 종류

그런데 죽지는 않고 증식만 계속하는 세포가 갑자기 생겨나 그 자리에 집적되어 혹 같이 생긴 세포 덩어리가 되면 우리는 그것을 '종양'이라고 부른다. 만약 세포 증식이 일정 한계에서 멈추고 그 이상 늘어나지 않으며 다른 부위로 옮겨가지 않는다면 양성종양이다. 그러나 그 경계선을 넘어 계속 커지면 악성종양이라고 부르며, 그것이 바로 암이다. 악성종양은 성장이 빠르고 주위 조직과 다른 신체 부위로 퍼져나가 생명까지 위협한다.

유방암은 암이 기원한 세포의 종류와 침윤 정도에 따라 분류된다. 우선 암의 발생 부위에 따라 유관(젖줄)과 소엽(젖샘) 등의 실질 조직에서 생기는 암이 있고, 그밖의 간질 조직에서 생기는 암이 있다. 유관과 소엽에서 발생하는 것은 암세포의 침윤(infiltration) 정도에 따라 침

자궁, 칼 대지 않고 수술합니다

윤성 유방암과 비침윤성 유방암으로 나눈다.

침윤성 암은 유관이나 소엽의 기저막을 침범한 암으로 이미 어느 정도 진행한 상태이지만, 비침윤성 암은 점막상피층을 벗어나지 않는 상피내암으로 본래의 구역 안에 한정되어 있는 초기 암이다. 기저 막이란 상피세포, 근육세포, 내피세포 등 바닥면과 결합조직 사이에 있는 아주 얇은 경계막을 말한다.

남성 유방암은 여성 유방암의 1% 이하 빈도로 발생하는데, 침윤 성 유관암이 가장 흔하다.

유방암의 특징과 위험인자

유방암은 유방 내에만 머무는 양성종양과 달리 유방 밖으로 퍼져 생명을 위협할 수 있는 악성종양이다. 유방에 있는 많은 종류의 세포 중 어느 것이라도 암이 될 수 있으므로 유방암의 종류는 매우 많다고 할 수 있다. 그러나 대부분의 유방암은 유관과 소엽에 있는 세포 중 에서도 유관세포에서 기원한다. 일반적으로 유방암이라 하면 유관과 소엽의 상피세포에서 기원한 암을 말한다.

유방암은 모든 암 중에서도 가장 연구가 많이 된 것에 속하는데, 아직도 확실하게 유방암의 발생기전이 밝혀진 것은 없다. 대부분의 유방암 환자들에게서 특별한 원인을 찾을 수 없는 경우가 많다. 다만 유방암의 위험인자들은 많이 알려져 있는데, 위험인자란 그것이 있을 때 100% 암이 생기는 것은 아니지만 암에 걸릴 확률이 상대적으로 높아지는 인자를 뜻한다.

다른 암과 마찬가지로 유방암도 유전적인 요인이 있으며 환경적인 요인, 예를 들면 발암물질에 의해서 생길 수 있다. 우리나라의 경우 아직 정확한 연구 결과가 나와 있지 않지만, 외국의 경우 전체 유방암의 5~10% 정도는 암 진단을 받기 쉬운 유전자를 가지고 태어나는 경우가 있다고 한다. 어머니와 자매 모두 유방암이 없는 경우에 비해 어머니나 자매 어느 한쪽에 유방암이 있는 경우에는 유방암 진단을 받을 가능성이 약 2~3배 높아지며, 어머니와 자매 모두 유방암이 있는 경우에는 약 8~12배의 위험성을 가지는 것으로 알려져 있다. 가족력이 강하게 의심될 때는 유전자 검사를 받거나 정기 검진을 통해 관리하는 것이 좋을 것이다.

그 외 유방암의 원인으로는 여성호르몬(에스트로겐), 방사선 노출, 고지방식, 알코올 섭취, 흡연, 환경호르몬 등이 언급되고 있다. 그리고 한쪽 유방에 암이 있었던 사람, 대장암이나 난소암, 자궁내막암이 있었던 사람, 상체 비만이 있는 사람에게 유방암의 발생 가능성이 높다고 한다.

에스트로겐은 여성성을 지켜주는 굉장히 중요한 호르몬이지만 유관세포의 증식을 촉진하기 때문에 오랫동안 에스트로겐에 과다 노출된다면 유방암의 발병률이 높아진다. 경구 피임약, 폐경 후 호르몬 치료 등에 오랫동안 노출됐다면 유방암 위험도가 증가하는 경향이 있다. 경구 피임약의 경우 유방암 위험성을 2배 정도 증가시킨다는 보고가 있는데, 저용량의 경우에는 위험도가 거의 없는 것으로 알려져 있다. 만일 호르몬 치료를 받고 있다면 꼭 1년 한 번 이상 자궁내막암과 유방암 검사를 받는 것이 안전하다.

우리나라의 경우 서구와 비교하면 유방암이 자주 발생하는 연령대에 차이가 있고 유방의 밀도가 조밀한 편이다. 따라서 국립암센터와 한국유방암학회는 35세 이상의 여성에게 2년 간격으로 의사에 의한 임상 진찰을 권하고 있으며, 40세 이상의 여성은 1~2년 간격으로 의사에 의한 임상 진찰과 유방 촬영을 권고하고 있다.

유방암의 초기에는 대부분의 경우 아무런 증상이 없으며, 유방의 통증은 초기 유방암의 일반적인 증상은 아니다. 가장 흔히 나타나는 증상은 통증 없이 멍울이 만져지는 것이다. 암이 진행되면 유방뿐 아니라 겨드랑이에서도 덩어리가 만져질 수 있다. 암이 겨드랑이에서 림프선으로 전이되면 커진 림프선이 만져지기도 한다. 또 유두에서 피가 섞인 분비물이 나오거나 젖꼭지에 잘 낫지 않는 습진이 생기는 경우도 유방암의 일종인 파제트병 증세일 수 있다.

유방암이 심하게 진행된 경우에는 유방 피부 또는 유두가 유방 속으로 끌려들어가 움푹 패이거나 유두가 함몰되기도 한다. 유방 피부의 부종으로 마치 피부가 오렌지 껍질처럼 두꺼워질 수 있는데, 이것은 피부 밑의 림프선이 암세포에 의해 막혀 피부가 부어오르기 때문이다. 반면 염증성 유방암은 멍울은 잘 만져지지 않으면서 피부가 빨

갖게 붓고 통증이 있거나 열감을 수반해 염증이 생긴 것처럼 보이는 특수한 형태의 유방암이다.

유방암은 항암치료에 잘 반응한다

암마다 특징이 있는데, 유방암은 별명이 '전신암'이다. 다른 암들은 암이 전이, 재발을 할 때 발병한 주위로 공격적으로 커지는 반면에 유방암은 전신에서 천천히 올라오기 때문이다.

예전에는 유방암이 발병하면 유방 뒤쪽 가슴 근육인 대흉근까지 잘라냈다. 내가 레지던트 1년차 때만 해도 유방암은 유방을 절제하고 림프절까지 잘라내는 것이 기본이었다. 레지던트 3년차가 되자 세계 여러 곳에서 유방암일 때 국소 부위를 그렇게 공격적으로 수술하는 것에 의문을 품고 유방을 보전하는 쪽으로 치료하기 시작했다. 보전하면서 수술한 것과 크게 잘라낸 것을 비교했을 때 별 차이가 없다는 결론에 이르게 된 것이다. 지금은 국소부위 수술을 공격적으로 하

병기	1기	2기	3기	4기
5년 생존율	98.9%	92.7%	73%	28.8
특징	종양 크기 2cm 미만 림프절 전이 없음	종양 크기 2cm 이상 5cm 미만 림프절 전이 있음	종양의 직경 5cm 초과 림프절 전이 있음	종양이 흉벽, 뼈, 폐, 간 등 전신 전이

〈그림 10〉 유방암의 5년 생존율

지 않고 유방만 절제하는 것이 대세가 되었다. 위암과 비교하자면 위암 수술을 할 때는 암 원발 부위 주변으로 크게 잘라낸다.

대신에 유방암은 항암치료가 굉장히 중요하다. 항암에 대해서 일반적으로 사람들은 암 세포가 잘 반응하지 않으며 무척 힘들다는 인식이 강하다. 그러나 유방암은 항암에 잘 반응하기 때문에 중요한 요소가 된다. 환자들을 진료하다 보면 "항암 무서워요. 항암하다가 다 죽는 거 아녜요?"라는 이야기를 많이 하는데, 그것은 말기암 환자에 대한 선입견 때문이다.

유방암에 대해서는 항암에 대한 오해의 소지가 있다. 다른 말기암이나 췌장암 같은 항암제가 잘 안 듣는 암과는 다르다는 것을 알아둬야 한다. 그런 선입견으로 인해 자연치유 쪽으로 떠돌다가 재발해서 오는 환자들도 많다. 유방암에는 항암제가 잘 반응한다는 것을 상식으로 알아두면 좋겠다. 암 통계를 보면 유방암은 완치율이 1기, 2기 때는 90%가 넘고 3기에도 70%가 넘어간다. 유방암은 적극적으로 수술하고 항암하자는 것이 나의 의견이다.

맘모톰은 치료기구가 아니다

최근에 여성질환과 관련해서 권유를 많이 받는 것 중 하나가 맘모톰이다. 그러다 보니 이와 관련해서 질문하는 사람들도 많이 늘었다. 맘모톰은 전신마취나 커다란 피부 절개 없이 유방의 종괴를 채취해 조직검사하기 위한 기구다. 진공장치와 회전칼이 부착된 굵은 침을 이용해서 원하는 유방 조직의 원하는 범위를 갈아서 흡입하는 것이다.

유방에 혹이 있을 때 40%의 경우는 섬유선종이나 낭종(물혹)이다. 빠르게는 19세부터 생기는데 폐경기까지 생길 수 있다. 에스트로겐 영향을 받아서 생기기 때문에 폐경기 후에는 더 이상 새로운 게 생기지 않는다. 만약 폐경기에 혹이 생겼다면 십중팔구 암이다. 따라서 폐경기에 결절이 생겼다면 강력하게 암을 의심해 봐야 한다.

폐경기 전에 가임기 여성에게 생기는 대부분의 혹은 양성이다. 초음파 검사를 해서 양성 혹이 있으면 경과만 보면 되지만, 애매한 모양이라서 판단하기 힘들 때는 굵은 바늘을 넣어서 조직검사를 해보면 된다(중심부바늘생검). 그런데 조직의 일부만 떼어내서는 잘 모르겠다 싶을 때가 있다. 맘모톰은 결절(종양)을 전부 떼어내 조직검사를 하고 싶을 때 쓰기 위해 등장한 기구로, 종양이 2cm 미만일 경우에 쓰인다. 종양 전부를 떼어내기 위해서는 길게 절개해야 하는데, 이때 흉터가 남을 수 있기 때문에 맘모톰이 나온 것이다.

그런데 문제는 검진센터 등에서 맘모톰을 남용하기 시작했다는 것이다. 흔하게 생기는 갑상선 종양에 대해 과잉진료를 한다는 논란이 있었던 것처럼, 가임기 여성에게 유방의 섬유선종도 역시 흔하게 생기는 것이다. 환자 입장에서는 의사가 "이거 모양이 애매한데요"라고 하면 정말로 검사가 필요한 상황인지 아닌지 사실상 알 길이 없기 때문에 믿을 수밖에 없다. 섬유선종이 확실한데도 맘모톰을 권유한다는 의심을 할 수밖에 없는 것은, 섬유선종이 아닌 경우가 그렇게나 많을 수가 없기 때문이다.

어떤 의사는 환자에게 실비보험이 있는지부터 확인하고 마음놓고 맘모톰을 권하기도 하는데, 검사 전에는 "섬유선종일 가능성이 더 커요"라며 안심시키고 검사 후에는 "암이 아니라 다행이네요" 하고 지나가버리는 것이다. 그런데 흉터가 안 생긴다는 장점으로 권하는 맘모톰도 3mm 정도의 흉터를 남기기도 한다.

환자 입장에서 꼭 알아야 할 것은 섬유선종이 확실할 때는 맘모톰을 할 필요가 없다는 것이다. 가임기 때는 워낙에 섬유선종이 많이 생기기 때문에 관찰만 해도 되며, 폐경기 이후에는 작은 결절이라도 새로 생기면 암을 의심해야 한다는 것이 중요 포인트다.

지인 중에 산부인과 의사가 있는데, 유방의 혹이 모양이 좀 이상해서 중심부바늘생검을 했다고 한다. 굵은 바늘로 하는 이 검사는 상당히 정확한 방법인데, 유방암 진단이 나왔다. 그런데 의사가 정밀하게 조직검사를 해봐야 한다며 그 상황에서 맘모톰을 권했다고 한다. 황당한 심경으로 "잠깐만요. 저 의사예요"라고 하자 맘모톰을 권했던 그 의사가 머쓱해했다는 이야기를 전해 들었다. 정확한 검사를 했기 때문에 암이 나왔다면 빨리 치료를 받게 해야 하는데 또 다시 검사를 위한 맘모톰을 권유했다는 것은 말도 안 되는 얘기다.

맘모톰은 원래 검사 목적의 기구이기 때문에 치료 목적으로 쓰고 있다면 문제가 될 소지가 있다. 검사도 하면서 혹도 같이 없애준다는 식으로 설명하는 것이 보통이다.

내가 의대생이던 시절 혈액종양내과 교수님 중에 열정적이면서도 무서운 분이 있었다. 환자의 검사를 진행할 때는 의학적 알고리즘 도식 아래 합리적으로 검사를 실시해야 했다. 만일 타당한 이유 없이 검사를 진행하면 혼쭐이 났다. 그러나 최근에는 대학병원도 거대자본의 논리에 종속되면서 이런 엄밀한 합리성이 진료 현장에서 점점 사라지고 있어서 많이 안타깝다는 생각이 든다.

폐경기의 근종은
수술하지 않는다

자궁근종이나 선근증은 왜 생기는 걸까. 연구 논문의 통계들을 살펴보면 여성호르몬에 빨리 노출될수록 자궁근종이 생길 위험이 높다. 따라서 초경이 빨랐을 경우 자궁근종 위험이 높아진다.

자궁 내막에 상처가 많이 생길수록 통계적으로 내막세포가 근육층으로 착상되는 경우가 많다. 따라서 자궁선근증은 출산을 많이 했을 경우 위험도가 높아진다. 반면 자궁근종은 3명 이상 출산을 했을 경우 50~90% 발생빈도가 저하된다.

자궁에 자극이 가해졌을 경우, 다시 말해 자궁 내 삽입하는 피임기구를 썼을 경우 자궁근종이 생길 확률이 높다. 질 속 세균이 타고 올라가 골반 내 염증 질환이 발생했을 때도 자궁근종 위험성은 높아질 수 있다고 알려졌는데, 성 접촉성 염증이 생겨 위험성이 높아지는 경우도 있다.

또 피임약이나 폐경기에 먹는 호르몬제가 자궁근종의 위험성을 높인다는 연구도 있다. 다만 간과할 수 없는 점은 피임약이나 호르몬제를 먹는 폐경기 여성은 대부분 정기적으로 초음파를 하기 때문에 발견할 확률이 높다는 것이다. 개인적 견해로는 임상 경험으로 봤을 때 연관성이 있다고 생각한다.

고혈압일 경우에도 자궁근종의 발병률이 높아질 가능성이 있다고 제기되고 있는데, 역시 자궁근종이 혈관과 관련이 있다는 이야기가 된다. 하이푸와 혈관치료를 병행하고 있는 나의 의견도 역시 그렇다.

자궁근종은 유전적인 요인도 크다고 본다. 만약 쌍둥이가 서로 다른 곳으로 입양되었는데 환경이 다른데도 불구하고 같은 결과를 보인다면, 유전적 소인이 미치는 영향이 크다는 것을 의미할 것이다. 일란성쌍생아를 연구한 사례를 보면 자궁근종이 생길 위험성이 일치한 걸 확인할 수 있다. 또 엄마가 자궁근종 진단을 받으면 딸도 자궁근종 진단을 받을 확률이 많게는 3배까지 올라간다.

의외의 통계도 있다. 담배를 많이 피우면 자궁근종이 덜 생긴다. 담배를 많이 피우면 난소 기능이 떨어지기 때문에 에스트로겐 분비에 영향을 주어 자궁근종이 덜 생기고 자궁내막암이 될 확률도 떨어진다고 한다. 그렇다고 담배를 뻑뻑 피우는 것이 좋다는 이야기는 아니다.

생활습관과 관련한 자궁근종의 연구도 주목할 만하다. 운동과 자궁근종의 관계를 알아보기 위한 연구에서 보면, 대학교의 체육특기생과 일반입학생을 비교한 연구에서 체육특기생으로 입학한 사람들이 자궁근종이 훨씬 적었다.

식생활과 관련한 연구를 살펴보면, 붉은 육류를 먹으면 자궁근종 위험성이 70% 올라간다. 반면 과일을 먹으면 20% 위험성이 떨어지고, 야채를 먹으면 50% 위험성이 떨어진다. 그리고 비만, 특히 상체 비만일 때 자궁근종이 잘 생긴다.

40대 여성에게 자궁근종은 흔한 일

자궁근종은 10대 후반이나 20대 초반의 젊은 여성에게 나타나기도 하지만, 주로 30, 40대에 발생한다. 여성의 골반은 태아를 지탱하도록 프로그래밍되어 있기 때문에 아무리 근종이 생겼더라도 대부분은 문제를 일으키지 않는다. 초음파 검사를 해보지 않는 한 거의 느끼지 못하며 생리 주기에 전혀 이상이 없고 통증이나 다른 증상을 수반하지 않는다면 모르고 지나친다.

자궁근종이란 자궁의 근육세포 하나가 증식해서 생긴 양성종양이므로, 자궁 경부부터 몸통까지 자궁의 어디에서든 생길 수 있는 혹이다. 사실 우리 몸에서 혹이란 자연스러운 것이다. 종양은 여러 가지 이유로 생기며 의외로 많이 볼 수 있다. 피부의 검은 점도 따지고 보면 양성 종양인 혹의 일종이라고 할 수 있다. 평생 동안 자궁이나

119

유방이나 갑상선에 혹이 생겨본 경험이 있는 여성을 따져보면 90%가 넘어갈 것이다.

자궁근종은 여성이 가장 많이 경험하는 질환 중 하나다. 일반적으로 3cm 미만의 조그마한 자궁근종은 대부분 치료를 진행하지 않고 정기검진을 통해서 경과를 지켜본다. 커지지 않고 그대로 유지되고 있다면 치료가 필요 없는 경우가 많기 때문이다.

우리나라는 초음파 검사 기준으로 40세 이상의 여성에서 40% 이상 자궁근종이 발견되고 있다. 연구방법에 따라서는 그 이상 있을 것으로 예측되기도 한다. 조직검사를 바탕으로 한 논문에서는 77%가 나온 사례도 있다. 자궁근종 진단율은 인종과 환경이 영향을 미치기도 하는데, 스웨덴은 5.4%, 일본은 10.1% 정도의 비율로 발견되고 있다. 인종적인 요인도 있겠지만, 인접한 인종이라고 여기고 있는 일본과 한국의 비율이 크게 차이 나는 것으로 봐서 식생활의 영향이 있지 않을까 생각된다(5장 참조).

자궁근종은 임신, 출산과 관련해 에스트로겐 우세가 나타나면 급격히 커질 수도 있으나 대부분 폐경기가 지나면 저절로 크기가 줄어든다. 따라서 40대 후반에 근종이 발견됐다면 큰 문제가 없는 한 추적관찰을 하면서 자연적으로 근종이 줄어들기를 기다리는 것이 우선 선택사항이다. 만약 40대 후반에 근종 때문에 자궁 적출을 권유받았다면 다른 병원으로 옮겨서 다시 진단을 받아보기를 권한다.

심각하게 생각될 만한 문제는 오히려 20, 30대의 가임기 여성 중에 자궁근종 환자가 늘고 있다는 것이다. 젊은 여성들은 "나 살쪘어" "나 똥배 나왔지" 하다가 "그런데 왜 딱딱하지"라고 이상한 생각이 들어서 혹시나 하는 마음에 검사를 받았다가 근종이 발견되는 경우가 많다.

여성호르몬의 극적인 변화

자궁질환은 대부분 에스트로겐의 영향을 받는데, 이에 관한 정보를 알고 있으면 건강관리에 도움이 될 것이다.

여성호르몬의 분비량은 개인적으로 차이가 있지만 20대 전반에 피크를 맞이하며, 1차로 36~37세에 급격하게 줄어들고, 45세에 2차로 급격하게 줄어든다. 이후 50~51세에 폐경을 맞이하면서 현격하게 줄어든다. 미국의 캘리포니아 대학에서 에이징학을 전공하고 일본에서 에이징 스페셜리스트(노화 연구 전문가)로 활동하고 있는 아사쿠라 쇼코는 『나잇살은 빠진다』라는 책에서, 여성호르몬은 나이가 들어감에 따라 서서히 완만하게 줄어드는 것이 아니라 36~37세, 그리고 45세에 계단식으로 뚝 떨어진다고 이야기한다. 그 사실을 잘 모르는 여성들은 '내가 요즘 과로했나? 이상하게 컨디션이 안 좋네'라고 생각하곤 한다는 것이다. 여성호르몬의 저하는 몸에 급격한 변화를 불러올 수 있기 때문에 몸에서 보내는 신호를 간과해서는 안 된다.

남성과 비교해 보면 남성호르몬의 변화량은 나이보다는 개체의 차이가 크다. 나이가 들면서 서서히 줄어가는 사람이 대부분이지만, 죽는 순간까지 젊은 시절과 거의 차이를 보이지 않는 사람도 있다. 그러나 여성은 아무리 건강한 사람이라도 반드시 폐경을 맞이하며 폐경기가 지나면서 여성호르몬이 소진된다. 이상하게 정보가 왜곡된 탓인지 몰라도 마치 시대가 변하고 과학이 발달하면서 가임기 또한 뒤로 늦춰질 수 있는 것처럼 착각하는 젊은 여성도 있다. "요새는 폐경기가 몇 살이에요?" 같은 질문도 나온다. 그러나 16세기나 21세기인 지금이나 폐경기는 50세 전후이다. 임신 가능성은 22세의 임신 가능성을 1.0으로 했을 때 35세에 0.5에 가까워지며 40세에 0.25에 가까워지고 45세에 0.1에 가까워진다.

초경이 성장하는 과정에서 일어나는 지극히 정상적인 변화이듯이, 생리가 없어지는 것도 정상적인 변화이다. 최근에는 '폐경기'라는 말이 주는 부정적인 어감을 없애기 위해 생리를 완성했다는 의미로 '완경기'라는 말을 쓰기도 한다. 완경기를 통해 임신과 출산으로부터 벗어나 여성은 새로운 제2의 인생을 시작하게 된다는 것이다.

폐경 전후에는 급격한 호르몬 변화로 인해 자율신경실조 증세로서 안면홍조, 식은 땀, 불면증, 우울증, 집중력 저하, 심한 감정 변화 등이 나타날 수 있다. 소위 말하는 '갱년기' 증상이다. 폐경기를 경고하는 이런 징후들은 폐경이 되기 2~8년 전부터 나타나기 시작한다. 이 시기가 지나면 점점 성욕이 감퇴되고 생리불순이 이어지다가 무월경 상태가 된다.

폐경기에 호르몬제를 먹어야 할까

만약 폐경기를 인생의 한 단계로서 자연스러운 하나의 과정으로 인정한다면 폐경기는 질병이 아니다. 약물 호르몬을 사용하지 않는다면 몸이 급격하게 쇠약해질 것이라고 두려워하지 않아도 된다. 심신의학 권위자인 크리스티안 노스럽은 건강한 폐경기 여성의 몸은 자연스럽게 난소의 호르몬 변화에 대처하기 위한 준비를 하게 된다고 한다. 충분한 양의 안드로겐(성스테로이드 호르몬)을 생성할 수 있는 여성들에게 사실상 호르몬 대체요법은 필요하지 않다는 것이다.

생리, 임신, 폐경에 관여하며 여성으로서 건강 유지에 중요한 역할을 하는 호르몬이 바로 여성호르몬이다. 대표적인 여성호르몬인 에스트로겐과 프로게스테론은 생리 주기에 관여하고 질의 자정 작용, 임신의 성공과 유지에도 중요한 역할을 한다.

여성호르몬은 피부의 탄력을 유지하고 발모에도 관여하며, 유방 발육 등에 관여하여 여성의 아름다움을 지켜준다. 여성호르몬은 혈액 순환에 중요한 작용을 하며, 뼈에서 칼슘이 빠져나가는 것을 억제함으로써 골다공증의 예방에 관여하고 요실금 등에도 영향을 미치는 것으로 알려져 있다.

여성들이 폐경기에 가장 헷갈려하는 부분이 호르몬제를 먹어야 할지 말아야 할지 결정하는 것이다. 내가 의대생일 때는 교수님이 말하기를 호르몬제를 먹으면 심혈관계도 좋아지고 이것저것 다 좋아진다고 했다. '무슨 그런 약이 다 있어?'라는 생각이 들 정도였다. 합성 에스트로겐을 만드는 회사에서 자본력으로 학회를 만들어주는 일들이 있다 보니까 벌어지는 일이었다.

미국이나 유럽은 과학적인 연구 과정을 중요시한다. 내가 의도한 대로 결과가 나오지 않더라도 그러한 방식이 후대에 다른 사람에게 이정표가 되기 때문에 의미가 있다고 생각한다. 그런데 동북아시아에서는 어떤 목적을 가지고 연구를 했는데 원하는 결과가 나오지 않았을 때, 그것을 실패했다고 평가하는 경향이 심하다. 일본은 좀 덜한 편이고, 특히 중국과 한국이 심하다.

이렇다 보니 유럽이나 일본 사람들은 논문이 잘 나온다. 호르몬제에 관한 연구를 했다면 스폰서를 받은 것을 감안해 '이거 먹어도 괜찮다'는 결론이 나와야 한다. 그런데 냉정하게 보니까 유방암과 자궁내막암의 빈도수가 올라간다는 것을 알게 됐다. 그래서 내려진 결론은 갱년기 증상이 너무 심하다면 호르몬제를 먹고 1년에 한 번은 자궁과 유방 초음파를 꼭 하자는 것이었다. 그것이 리스크 대비 효과를 봤을 때 합리적이라는 것이다. 이제 예전처럼 폐경기가 오면 무조건 호르몬제를 먹으라는 주장은 없어졌다.

같은 맥락에서 최근에는 자궁과 관련해서 바이러스 검사가 너무 필요 이상으로 만연되어 있어서 주의가 필요하다.

폐경기를 건강하게 보내는 법

폐경기라는 과정을 무리 없이 보내기 위해서는 부신의 힘과 질 좋은 영양 상태가 필요하다. 크리스티안 노스럽에 의하면, 건강한 여성의 부신은 서서히 난소로부터 호르몬을 생성하는 일을 넘겨받는다. 문제는 많은 여성들이 감정적, 영양적으로 고갈 상태에서 폐경기를 맞이하기 때문에 부신이 제 기능을 수행하기가 쉽지 않다는 것이다.

부신은 폐경 후를 활기차게 보내기 위해 여성에게 필요한 호르몬을 제공해 준다. 모든 의학적 검사가 정상이라 해도 부신이 고갈된 상태라면 피로감, 우울증, 불면증, 그밖의 폐경기 증상들로 힘들어질 수 있다. 부신은 콩팥(신장)에 위치하고 있는 두 개의 엄지손가락 크기의 기관으로, 생명 유지에 없어서는 안 될 복잡한 호르몬을 생성한다. 부신피질에서는 약 50종의 스테로이드를 얻을 수 있으며, 부신피질 호르몬은 탄수화물과 무기질 대사에 관여한다.

그밖에 부신에서 분비되는 주요 호르몬에는 아드레날린, 코티솔, DHEA 등이 있다. 코티솔은 간을 자극해 아미노산을 주요 에너지원인 포도당으로 전환시키며, 알레르기와 염증을 막아주고 스트레스에 대한 내성을 길러준다. 또 코티솔은 혈중 지방산이 에너지원으로 사용되도록 촉진시키는데, 코티솔이 과도하게 분비되면 단백질 분해를 증가시켜 근육이 약화되고 골다공증을 유발하며, 성호르몬을 억제한다.

이러한 코티솔 과다를 억제해 주는 것으로는 DHEA가 있다. 면역기능 저하 상태를 역전시켜 바이러스, 박테리아, 알레르기, 암 등에 대한 내성을 증가시키는 DHEA는 기운을 북돋워주고 정신을 맑게 해준다.

그만큼 폐경기 여성에게 부신의 기능을 회복하는 것은 중요한 숙제다. 콩 단백질 섭취는 폐경기 여성에게 도움이 되며, 비타민과 미네랄 섭취를 충분히 하고 있는지 항상 신경 써야 한다. 비타민 C, 마그네슘, 아연 등이 특히 부신의 기능을 돕는다. 그리고 적당한 운동은 효과적인데, 무리한 운동은 오히려 부신을 약하게 만들 수 있으므로 지쳐버릴 정도로 한계를 넘어서는 운동은 삼가야 한다. 걷기부터 시작해서 서서히 강도를 높이는 것이 좋은 방법이다.

한편 에스트로겐의 불균형으로 인해 발병하는 것으로 유방암, 난소암 외에도 '자궁내막증식증'이 있어서 소개한다. '자궁내막증'과 비슷한 이름이라서 환자들이 헷갈려하는 질병이다. 자궁내막증은 자궁 내막에 있는 샘종성 세포가 자궁 내막을 이탈하여 다른 복강 내에 착상하여 자라나는 병이다. 반면 자궁내막증식증은 에스트로겐의 영향으로 자궁 내막이 매우 두껍게 변하는 경우를 말한다. 자궁내막은 생리 주기에 따라 두께가 바뀌는데, 생리를 하기 전에는 자궁이 두꺼워졌다가 생리를 시작하면 탈락이나 배출을 통해 일정한 두께를 유지한다. 그러나 에스트로겐에 대한 프로게스테론의 길항(拮抗) 작용이 어떤 원인에 의해 억제되지 않을 경우 자궁 내막이 두껍게 되는 자궁내막증식증이 나타난다. 에스트로겐과 프로게스테론의 상호

작용은 무척 중요해서 밸런스가 무너질 경우 에스트로겐의 영향으로 인해 자궁 내막이 증식하곤 한다.

에스트로겐을 자극하는 원인으로는 여러 가지가 있는데, 가장 큰 원인으로 무배란성 생리가 있다. 이 경우 지속적인 에스트로겐 자극이 일어나기도 한다. 주로 폐경기 여성들에게서 자주 볼 수 있는 현상으로 비만인 경우에도 흔히 나타난다.

초음파 검사를 했을 때 자궁내막증식증이 보인다면 자궁내막흡인술이나 소파수술 등을 통해 진단한 후 프로게스테론을 통한 호르몬 치료가 우선 시행될 것이다. 드물게 자궁내막암일 때에도 자궁 내막이 두꺼워지는 경우가 있기 때문에 소파수술로 조직검사를 한 후 암인지 아닌지 확인해야 한다.

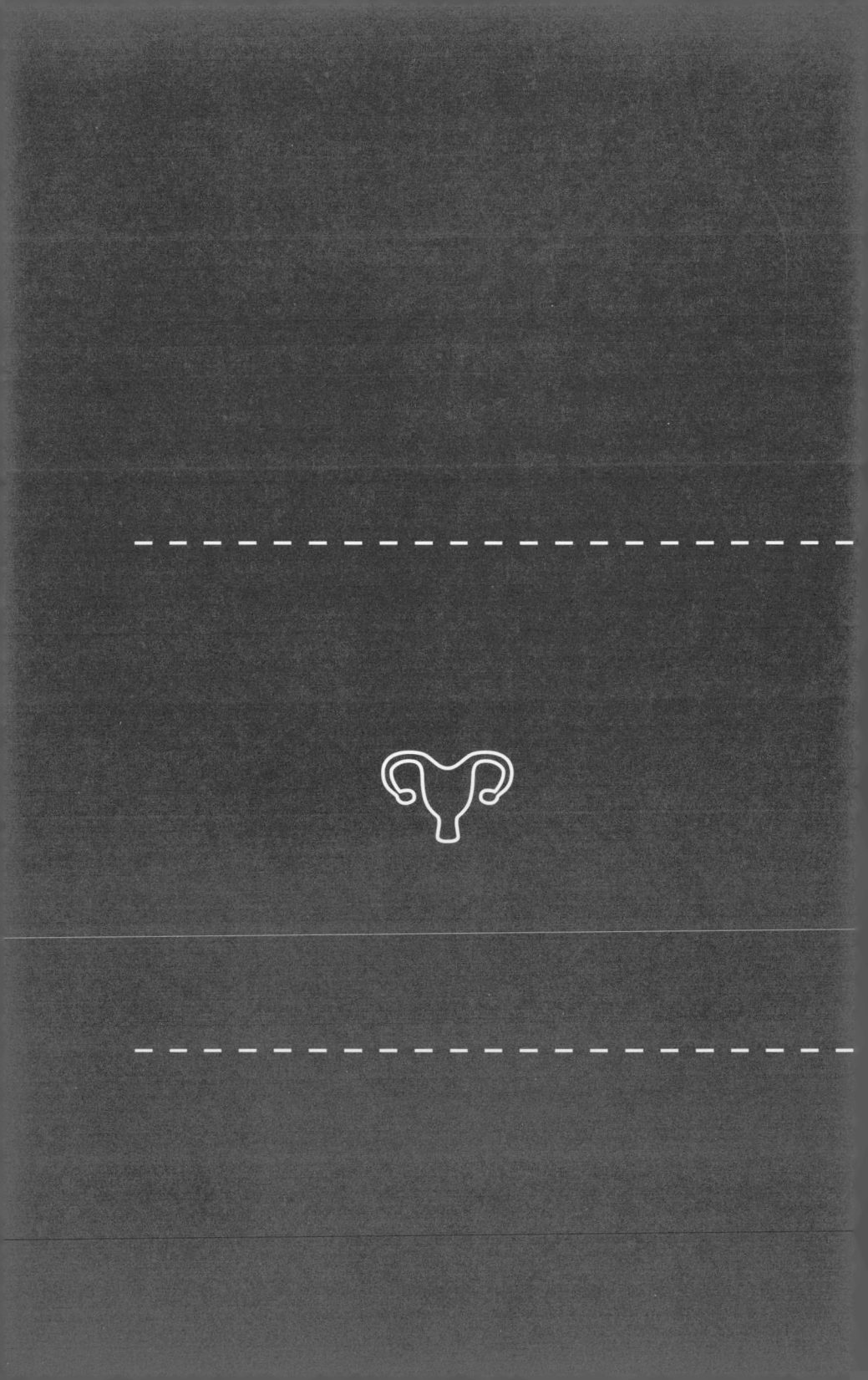

우리가
선택할 수 있는
모든 근종 치료법

자궁을 보전할 것인가,
적출할 것인가

전문의로서 내가 첫 직장으로 근무한 곳은 강남베드로병원이라는 곳이었다. 군 복무를 마치고 처음 면접을 보러 갔는데 그날 비수술적 치료인 하이푸를 처음 접했다. 하이푸에 사용된 초음파 집속이라는 원천기술은 처음에 유럽에서 개발되었다. 그러나 제반 기술력들이 한계에 부딪혀 실용화되지 못하다가 1994년 전립선 비대증 치료 목적으로 처음 실용화되었고, 복부 장기를 치료할 수 있는 장비는 1999년 처음으로 충칭대의 왕지바오 교수 팀에 의해 등장했다.

내가 하이푸를 처음 접할 당시 한국에는 직접 하이푸를 시술하는 의사가 없었다. 해외로 연수를 다녀온 뒤 하이푸 시술을 시작했는데, 그때 만난 조쿤 교수라는 분은 아주 실력이 출중한 분으로 지금도 메일을 주고받으면서 교류하고 있고, 충칭에 가면 만나곤 한다. 또 일본의 오쿠노 선생이라는 숨은 고수를 우연히 만나게 된 것이 나에겐 행운으로 작용했다.

절개 없이 종양을 제거하는 하이푸 시술을 처음 시작할 때만 해도 지금처럼 이렇게 하이푸 붐이 일어나게 될 줄은 몰랐다. 몇 년 사이에 엄청난 성장을 했는데, 지금 생각해도 내가 하이푸를 만난 건 좋은 기회였다는 생각이 든다. 하이푸는 2008년 간암으로 보건복지부 승인이 처음 났고, 2013년 자궁근종, 자궁선근증 등에 대한 신의료 기술로 지정되었다. 2018년 현재 시점까지 나는 하이푸 시술을 2,500사례 넘게 시행했는데, 사실 그중 대부분이 자궁 시술이었다. 약 2,000사례 정도가 자궁근종이나 자궁선근증 환자였다. 우리나라에서 하이푸는 간암 치료법으로 먼저 시도되었기 때문에 나를 찾아오는 환자 중에는 원발성 간암이나 간 전이 환자들도 꽤 있지만, 여성 질환 환자가 상당한 비중을 차지한다.

거대 근종이면 적출할 수밖에 없을까

전문의로서 첫 근무지였던 강남베드로병원에서 어느 날 거대 자궁근종이 있는 젊은 환자를 만났다. 배꼽 아래부터 쭉 올라와서 간까지 자궁근종이 올라와 있었다.

만약 자궁근종의 위치가 안 좋다면, 다시 말해 점막 쪽에 위치해 있다면 크기가 작더라도 하혈을 하는 등의 증상으로 발현되기 때문에 커지기 전에 비교적 빨리 발견된다. 그러나 거대 근종으로 커진 환자들은 밖으로 돌출된 근종이 많아서 대부분은 겉으로 드러난 증상이 없다. 그러다 보니 똥배라고 생각해서 처음엔 별 신경을 쓰지 않다가 크기가 커져버리는 것이다.

당시만 해도 거대 자궁근종의 경우에는 비수술 치료를 하고 싶어서 하이푸가 가능한 병원을 찾아와도 1회 시술로는 제거가 되지 않았다. 게다가 여러 번 시술을 했는데도 불구하고 별 효과가 없는 경우도 있었다. 이 환자도 하이푸 시술에 대한 효과가 미진했기 때문에 색전술을 병행해 보면 어떨까 하는 생각을 했다. 처음에 색전술을 병행해서 시술하자고 권유했을 때 환자의 가족들은 말리는 분위기였다. 검증도 안 됐고 대학병원도 아니라는 것이 이유였다. 가족들은 차라리 대학병원으로 옮겨가서 자궁 적출을 하라는 의견을 내놓았다.

그렇지만 환자는 미련이 남아 있는 상태였다. 나이는 40대였지만 아직 결혼하지 않은 상태였기 때문이다. 환자 본인의 결정으로 색전술을 응용한 혈관치료와 하이푸 시술을 병행하는 하이브리드(hybrid) 치료가 시행됐다. 치료 결과 환자의 자궁근종이 붕괴되면서 배꼽 아래 튀어나왔던 배가 쑥 들어갔다. 대학병원이 모든 치료법에서 무조건 우월할 것이라는 인식이 컸던 시절이었는데도(지금도 많이 다르진 않지만), 나를 믿어주었던 환자 덕분에 나는 이때부터 하이푸와 색전술을 병행하면 통증은 거의 없으면서도 치료 효과를 월등하게 높일 수 있다는 확신을 크게 가질 수 있었다.

근종은 어떻게 임신을 방해할까

불임, 유산, 골반 통증, 생리 과다, 빈뇨·변비·요통 등 골반 내 압박 증상……. 이것은 여성의 몸에 자궁근종이 생겼을 때 나타날 수 있는 증상들이다. 여러 연구에서 수치는 달라지지만 많은 수의 여성들은 자궁근종이 있어도 특별한 증상이 없으며, 통계에 따라 다르지만 대체로 자궁근종의 약 20~50%는 증상이 겉으로 드러난다.

가장 흔한 증세는 생리 과다로 약 30%의 자궁근종에서 볼 수 있다. 주로 점막하 근종에서 자궁 내막을 근종이 압박해 궤양성 변화가 생기면 출혈이 잘 생긴다고 알려져 있다. 또한 자궁근종이 자궁 내막을 압박하면 내막의 혈액 순환이 막혀서 혈관이 늘어나고 혈액이 모여서 쌓이다가 쉽게 혈관이 터져버려 출혈이 생기기도 한다.

자궁근종은 불임의 원인이 되기도 하는데, 연구에 따라 수치는 다르지만 다발성 자궁근종의 약 27~40%에서 불임이 생긴다고 보고되기도 했다. 자궁근종이 있으면 임신이 잘 안 되는 이유는 몇 가지로 정리해 볼 수 있는데, 우선 자궁 내막을 압박하기 때문에 착상이 어려운 것이 원인이다. 또 근종이 자궁 내막을 누르면 정자가 통과해야 할 길이 직선도로가 아닌 곡선도로가 돼버리기 때문에 경로가 길어져 정자운동을 떨어뜨린다. 운동성이 떨어지는 것은 난자의 경우도 마찬가지여서 착상 가능성은 더욱 떨어진다. 착상을 어렵게 만드는 또 다른 원인은 근종이 자궁 내막을 누를 때 헐기 때문이다. 자궁 내막이 헐어버린 상태는 착상이 어려운 환경이다. 여기에 염증 반응이 생기면 착상은 더욱 어려워진다.

자궁근종이 있을 때는 어렵게 착상이 됐어도 임신을 유지하는 것이 힘들다. 근종 덩어리가 아이가 커가는 것을 방해하기 때문에 수정란이 붙어 있기 어렵다. 흔히 말하는 '애 떨어진다'는 표현이 딱 맞는다.

자궁근종이 있어도 작거나 증세가 없다면 6개월~1년에 한 번 경과만 봐도 좋다. 그러나 자궁근종이든 선근증이든 증상이 발현되는 경우에는 치료가 반드시 필요하다. 다만 개인의 상황에 따라서 치료 계획은 달라져야 할 것이다. 더 이상 출산 계획이 없는 사람일 수도 있고, 결혼한 후 아이가 생기지 않아서 임신이 절실한 사람일 수도 있다. 또는 출산 계획은 없지만 장기 적출 후 생길 수 있는 신체상의 후유증이 염려되는 사람일 수도 있고, 딱히 이유는 댈 수 없지만 그냥 자궁적출술이 싫을 수도 있다.

적출 수술과 보전 수술

자궁근종의 치료는 증세가 있거나 크기가 큰 경우에 실시한다. 치료 방법은 증세, 크기, 개수, 위치, 나이, 향후 임신 계획 등을 고려해서 정해야 한다. 치료 방법으로는 수술, 약물 치료, 영상의학 중재적 시술로 자궁동맥 색전술 등이 있다.

호르몬 요법인 약물 치료는 대개 일시적 증상 완화나 수술 전 처치를 위해 쓰인다. 그것만으로는 증세가 잡히지 않거나 심한 출혈 등의 심각한 상태일 때는 수술을 선택해야 한다. 상태에 따라 근종 부분만 절제하고 자궁을 보전하기도 하지만, 혈류가 너무 강하거나 액화 상태가 심해서 수술하기 힘들다고 판단되면 자궁 전체를 적출하자는 권유를 받을 수도 있다.

자궁적출수술은 더 이상 자녀 계획이 없는 경우 고려하는 수술법이지만, 상태에 따라 자궁을 보전하면서 근종만을 떼어내는 수술 방법을 택할 수 있다. 개복하 자궁근종 절제술, 복강경하 자궁근종 절제술, 자궁내시경 자궁근종 절제술 등의 방법이 있다.

자궁내시경 자궁근종 절제술은 점막하 근종일 때(2장 <그림 6> 참조) 효과적인 수술법으로 선택할 수 있다. 자궁 경부를 넓혀서 그쪽을 통해 근종 부위를 잘라내서 꺼내는 방법이다.

복강경 자궁근종 절제술은 흉터가 조금만 남는 미세침습적 수술이기 때문에 입원 기간이 짧고 안정 기간도 짧다는 장점이 있다. 그러나 기술적으로 치료하기 어려운 사례도 있기 때문에 환자는 자신의 상태에 맞춰 선택에 주의해야 한다. 다발성 자궁근종이거나 거대 자궁근종인 경우에는 복강경 자궁근종 절제술을 하기가 어렵다.

개복하 자궁근종 절제술은 말 그대로 배를 여는 것이다. 특히 거대 근종이거나 다발성 자궁근종일 때, 뿌리가 자궁 깊숙이 있는 근종일 때, 무리하게 복강경 수술을 시도하는 것보다는 개복 수술로 자궁근종을 절제하는 것이 자궁 보전을 위해서도 안전하다.

그밖에도 자궁동맥 색전술, 하이푸 같은 신기술이 시행되고 있다. 아직은 산부인과 의사들이 생소해하는 경향이 있지만, 향후 패러다임은 비침습적인 비수술적 치료로 크게 바뀔 것으로 보인다. 최근의 동향을 봤을 때 절개를 많이 하는 침습적 치료에서 절개가 적은 미세침습적 치료로, 다시 절개가 전혀 없는 비침습적 치료로 넘어가고 있기 때문이다.

이럴 때 적출을 권유받는다

자궁근종은 2차적 변성을 보이는 경우가 종종 있다. 액화 변성, 출혈성 변성, 유리질성 변성, 석회화 변성 등이 있다. 변성으로 인해 통증이 생기기도 하며 주로 임신 중에 잘 생긴다. 특히 액화 변성의 경우에는 치료가 어렵기 때문에 개복 수술로 열었다가 근종을 떼어내지 못하고 다시 닫고 나오는 경우도 있다. 이밖에도 혈류가 강한 경우에도 치료가 어려워진다.

또 거대 근종인 경우에도 치료가 어려운 사례가 많다. 거대 근종이라면 여러 가지 증상들로 인해 생활에 지장을 받을 수 있기 때문에 치료는 불가피하다. 드문 예이긴 하지만 간혹 거대 자궁근종으로 인해 요관이 눌려 수신증이 생기는 경우도 있다. 콩팥에서 오줌이 만들어지면 요관을 따라 방광으로 가는데, 근종 때문에 압박을 받아 그 길이 막혀서 늘어나는 바람에 붓는 증상을 보이는 것이 수신증이다.

거대 근종은 복강경 수술을 권하지 않기 때문에 개복 수술이 꺼려지는 환자는 비수술적 치료법을 찾아 하이푸 시술을 알아보기도 한다. 그런데 거대 근종에 액화 변성이나 강한 혈류까지 겹친 상황이라면 하이푸 시술도 어렵다는 이야기를 들을 수 있다. 치료가 어려운 사례에 대해서는 의사의 숙련도가 큰 변수로 작용할 수 있다. 하이푸 시술을 선택하겠다고 마음먹었다면 거대 근종이나 혈류가 강한 근종에 대한 치료 프로토콜이 있는지 확인할 필요가 있다.

칼 대는 수술에서
칼 대지 않는 시술까지

자궁근종을 치료하는 방법으로는 약물 치료, 자궁 절개(근종만 제거), 자궁 적출 등이 있다.

약물 치료를 한다는 것은 호르몬 치료를 말하는 것인데, 피임약을 복용한다든지 미레나 같은 피임기구로 호르몬 분비량을 조절하는 것을 말한다. 자궁근종이나 자궁선근증으로 인한 생리 과다, 부정출혈 같은 증상이 완화되는 것을 기대할 수 있다. 그러나 호르몬 치료를 중단하면 증상은 다시 발현될 수 있으므로 근원적인 치료는 되지 못한다. 약물 치료는 개선 또는 완화 치료에 불과하며, 치료 결과에 대한 만족도가 낮다. 만약 폐경기가 다가오는 여성이라면 호르몬 치료를 고려해 보는 것도 나쁘지 않은 선택이 될 수는 있다. 40대 여성에게서 흔하게 발견되는 자궁근종은 에스트로겐의 영향을 받기 때문에 폐경기가 되면 생리 관련 증상에서 해방되기 때문이다.

자궁근종을 치료하기 위해 자궁 절개나 적출을 하는 것은 자궁의 손상 가능성을 포함하는 것이라서 환자들은 고민이 될 수밖에 없다. 자궁근종은 30대 여성에게도 40~50%가량 나타나는데, 실제 국내 자궁근종 환자 수도 31만 명에 육박한다고 한다. 그런데 문제는 거대 자궁근종이라면 대부분은 자궁 적출을 권유받는다는 것이다. 치료하기에는 크기가 너무 크다는 것이 의사들의 변이다.

요새는 여성들의 결혼이 늦어지는 경우가 많은 만큼 초산의 연령대도 많이 늦어지고 있다. 결혼을 했다고 해도 임신, 출산은 늦게 하는 경우도 많은데, 예전에는 40대 이후에 많이 생기던 자궁근종이나 선근증이 30대에도 많이 발생하고 있다. 40대 여성 환자들 중에는 아직 미혼이면서 근종 때문에 병원에 오는 경우도 많다. 그중에는 결혼이나 출산 계획에 상관없이 자궁 적출은 꺼려진다는 환자들도 많다. 어떤 여성은 "나이도 있는데 아이 갖지 마세요. 적출이 최선입니다"라는 이야기를 듣고 자궁을 보전할 수 있는 방법을 찾아 여러 병원을 옮겨다니기도 한다. 그들을 위해 자궁을 보전하면서 근종을 떼어낼 수 있는 수술법들을 비교해 보려고 한다.

개복하 자궁근종 절제술

개복 수술로 자궁근종을 절제할 경우 생리 과다가 개선될 확률은 약 81%에 달한다고 한다. 생리통과 골반통증도 많이 개선될 수 있다. 그러나 자궁선근증, 자궁내막증, 골반 내 유착 등이 동반된 경우는 수술 후에도 생리통이나 골반 통증이 남아 있을 수 있다.

개복 수술 후 10년 안에 재발할 확률은 통계에 따라 27~51% 정도인데, 상당수의 여성들은 수술 후에 증세가 없기 때문에 치료가 따로 필요 없다. 다만 10년 안에 다시 수술하거나 적출할 확률은 15% 정도인 것으로 보고되고 있다.

가임기 여성의 경우에는 임신 계획이 있다면 복강경 수술이 아니라 안전하게 개복 수술을 권하는데, 결손 부위를 꿰매줄 때 사람 손으로 하는 것이 아무래도 가장 정확하고 꼼꼼하기 때문이다.

간혹 로봇 수술을 할 때도 있는데 이것은 개복 수술과 복강경 수술의 중간쯤이다. 배에 칼 대는 게 싫고 복강경은 듬성듬성한 경향이 있다는 이유로 대안으로 제시하기도 한다. 로봇 수술은 이름 자체가 주는 환상이 있기 때문에 마치 좋은 방법이라고 인식되기 쉽지만, 실제로는 지탄을 많이 받고 있는 실정이다. 일단 암 쪽으로 먼저 로봇 수술이 많이 시도되었는데, 만약 좋은 방법이라면 유효성과 안정성이 복강경보다 좋아야 한다. 그렇지만 별다르게 뛰어난 것이 없고 비슷하다. 그렇기 때문에 굳이 로봇 수술을 시행할 이유가 없다는 것이 내 생각이다. 게다가 로봇 수술에 쓰이는 다빈치 로봇은 5번 정도 쓰면 저절로 잠겨(locking) 버린다고 알려져 있다. 그걸 풀어내기 위해서 병원은 비용을 더 들여야 하는 것이다.

복강경하 자궁근종 수술

복강경 수술은 다른 장기에도 보편적으로 많이 하는 수술 중 하나다. 원래 복강경은 복강과 복강 안의 장기를 진찰하고 치료하기 위한 내시경을 말한다. 전신마취 후에 시술되며, 복부 측면에 작은 구멍을 내고 바늘을 삽입해서 이산화탄소를 넣어 부풀어오르게 한다. 그리고 나서 복강 내부를 보면서 검사, 수술, 조직 채취 등을 하는 것이다.

복강경 수술은 개복 수술에 비해 흉터가 적다는 장점이 있다. 또 회복이 빠르고 입원해야 하는 기간도 짧다.

단점으로는 근종이 큰 경우 세절 절개(morcellation)라고 해서 근종을 복강 안에서 파쇄한 뒤 꺼내야 한다는 것이다. 그리고 복강경 팔을 통해서 자궁을 봉합해야 하기 때문에 시간이 많이 걸리고 그로 인해 마취 시간이 길어진다. 따라서 수술 중 혈액 손실이 더 클 수 있고 수술 후 유착이 생길 가능성이 더 높다. 복강경 팔로 봉합한 자궁이 사람 손으로 봉합한 것에 비해 강도가 약할 가능성이 크기 때문이다.

이런 단점을 고려해 복강경으로 수술할 수 있는 환자는 한정하고 있다. 우선 거대 근종은 복강경으로 수술하지 않는다. 복강경으로 제거한 근종 중 가장 큰 것으로 15cm가 보고된 적이 있지만, 일반적으로는 복강경으로 수술할 수 있는 크기를 대체로 6~7cm까지, 최대 10cm까지로 본다.

다발성 근종의 경우에도 복강경 수술은 하지 않는다. 보통 4개 이상의 근종은 복강경을 피할 것을 권고한다. 근종을 제거하고 난 뒤 자궁 결손 부위를 봉합하는데, 봉합 부위의 강도가 결정되는 것은 꼼꼼히 해부학적으로 잘 봉합했는지 여부다. 만일 봉합이 느슨하면 자궁 근육층 내에 피가 고여 혈종이 생길 수 있다.

복강경 수술 중에는 지혈을 위해 이산화탄소 레이저(CO2 laser)를 쓰거나 전기소작기를 많이 쓰는데, 주변 정상 조직에 열 손상을 입혀 혈류가 잘 통하지 않거나 조직 괴사가 일어날 수 있다.

자궁내시경 근종절제술

자궁근종은 위치에 따라 점막하 근종, 근육층 내 근종, 장막하 근종으로 구별할 수 있다(2장 <그림 6> 참조). 그중 점막하 자궁근종의 경우에는 자궁내시경을 질 속으로 삽입해 근종 제거를 시도할 수가 있다.

점막하 자궁근종의 경우 자궁내시경을 사용하는 방법은 개복 수술보다 비침습적인 방법으로서 1990년대 이후로 시행되기 시작했다. 수면마취 후 자궁 경부를 넓힌 다음에 내시경 카메라와 전기소작기를 넣어서 내시경으로 보면서 근종을 지져서 꺼내는 시술이다. 근육층에 생긴 근종이나 장막하 근종의 경우에는 시술할 수 없는 제한적인 방법이다.

다른 수술 방법과 마찬가지로 감염, 출혈, 자궁 파열 등의 합병증은 일어날 수 있으며, 드문 예지만 공기색전증이 생겨 응급상황이 생기는 경우가 있다.

수술 전 꼭 실시해야 할 검사

환자는 각자의 상황에 따라 적합한 수술 방법을 선택해야 하는데, 몸 상태를 살피기 위해서 기본적인 검사는 필수적으로 해야 한다.

우선 일차적으로 초음파 검사를 통해 근종의 개수, 위치, 크기 등을 알 수 있다. 그러나 MRI와 같은 정밀검사가 필요할 때도 있는데, 크기가 너무 크거나 다발성인 경우 초음파만으로는 전체적인 윤곽을 알기 어렵고 진단이 정확하지 않기 때문이다. 또한 자궁근종인지 자궁선근증인지 감별하기 위해서는 MRI 검사가 제일 정확하다.

자궁근종의 30%에서 생리 과다가 있는데, 이 증세가 오랫동안 지속될 경우 심각한 빈혈이 있을 수도 있다. 빈혈이 심하지 않을 때는 철분제 보충만 해주면 되지만, 빈혈이 심하다면 수술 전에 수혈을 하기도 한다. 따라서 빈혈검사도 필수적이다.

근종의 크기를 줄여주는
호르몬 치료

자궁근종이 치료하기 힘든 위치에 있거나 액화 변성이 심하거나 혈류가 강해서 수술하기 힘들 때, 호르몬 약물 치료를 통해 증상을 완화시키기도 한다. 약물 치료란 피임약 복용을 말하는데, 미레나 같은 피임기구를 사용하는 것도 마찬가지로 에스트로겐(여성호르몬) 양을 조절하는 방법이다. 호르몬 치료의 경우에는 약의 복용을 멈추면 다시 증상이 나타나기 때문에 근본적인 치료법이 되지는 못한다. 그래서 결국에는 자궁 적출을 권유받거나 근종절제술을 시도하게 된다.

약물 치료를 고려해 볼 수 있는 경우는 자궁근종이 발견됐는데 폐경기가 다가오는 나이일 때다. 폐경기가 오면 에스트로겐이 줄면서 근종도 역시 작아지고 약해지기 때문이다.

또 수술을 하기에 근종이 너무 크다거나 여러 개라거나 출혈이 심하다면 수술 전에 GnRHa(gonadotropin releasing hormone agonists, 성선자극호르몬 유리호르몬 효능제)를 써서 에스트로겐 분비를 억제하는 방법을 쓰기도 한다.

에스트로겐을 원천적으로 차단하는 주사요법

여성호르몬인 에스트로겐의 분비는 뇌하수체가 난소를 자극하고 난소가 자궁에 작용해서 이루어진다. 자궁근종 절제 수술을 할 때 근종을 줄여서 수술을 편하게 하기 위해 에스트로겐 분비 억제약인 GnRHa를 쓰기도 하는데, 일명 '폐경주사'라고 부르는 약물 치료다. 뇌하수체에서 난소를 제어함으로써 자궁 상황을 조정하는 것이 목적이다. 난소의 에스트로겐 분비를 원천적으로 뇌하수체에서부터 차단시켜 버리는 것이다.

이렇게 수술 전 호르몬 억제 주사를 쓰면 인공 폐경과 비슷한 효과를 얻을 수 있어서, 생리가 없어지고 근종의 크기가 줄어들며 자궁의 전반적인 크기도 줄어든다. 한마디로 수술을 좀 더 원활하게 하기 위한 보조요법인 것이다. 약물 투여를 중단하면 다시 예전 상황으로 복귀하기 때문에 부작용은 없다고 볼 수 있다. 다만 장기간 사용하면 부작용으로 안면홍조, 두통, 질 건조, 골밀도 감소(골다공증) 등 폐경기와 비슷한 증세를 겪을 수 있다.

호르몬 치료를 병행하면 재발도 높다?

호르몬 주사약을 수술 전에 쓰는 이유는 근종을 줄여놓고 수술하기 위한 것이다. 그러나 수술과 관련해서 받는 영향을 살펴보면 단점도 만만치 않다. GnRHa 주사(폐경주사)를 수술 전에 쓰면 자궁 크기는 줄어드는 반면 자궁의 근육층이 물렁해진다. 근육층이 짱짱해야 수술할 때 박리가 잘 되는데 물컹해져서 근종을 벗겨내기가 어려워지는 것이다. 이로 인해 복강경에서 개복 수술로 바뀔 확률이 5배 높아진다.

호르몬 억제 주사약을 쓰고 수술하면 짧은 기간 안에 재발할 확률이 높아진다. 그 이유는 약으로 인해 자궁도 근종도 축소되면서 수술 시에 작은 근종세포들은 못 보고 넘어가기 때문이다. 작아져서 보이지 않았던 근종은 수술 후 약 효과가 떨어졌을 때에는 다시 커지기 때문에 재발 가능성이 높은 것이다.

하이푸와 호르몬 주사치료

초음파 열로 종양을 태우는 비수술적 치료인 하이푸에서도 간혹 호르몬 주사치료(GnRHa)를 병행하는 경우가 있다고 한다. 우리 병원에서는 액화 변성이 있거나 혈류가 강해서 치료가 어려운 경우 혈관치료라는 프로토콜을 가지고 있기 때문에 호르몬 치료는 하지 않는다.

거대 근종이거나 액화 변성이나 강한 혈류 때문에 시술이 어려울 때, 하이푸 센터에서도 호르몬 주사약을 쓰고 난 뒤 3~6개월 경과를 보고 하이푸를 해보자고 할 수도 있다. 이때의 단점은 재발률이 높고 약을 끊으면 다시 근종이 커진다는 것이다. 호르몬 주사약을 쓰고 하이푸를 할 때는 치료해야 할 부위를 덜 치료하게 되는 경향이 분명 있다. 크기가 큰 근종을 치료하면서 작은 것들도 있는지 함께 잘 살펴야 하는데, 호르몬 주사약을 쓰면 그것들을 살필 수가 없어서 해야 할 치료도 못하고 지나가게 된다.

게다가 이 약을 쓴다고 해서 모든 근종의 크기가 줄어드는 것은 아니라는 것이 문제다. 혈류가 강한 근종의 경우에는 별 도움이 되지 않는 경우가 꽤 있다.

또 하이푸 시술이 잘 안 됐을 때 증상 완화를 위한 효과를 위해 호르몬 주사약을 쓰는 경우도 있다고 한다. 처음에 GnRHa 주사약으로 세게 썼다가 피임약 수준의 약으로 낮춰서 쓰는 것이다. 바람직한 방법은 아니라고 본다.

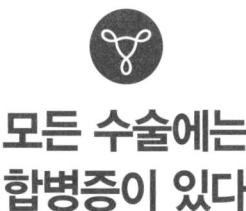

모든 수술에는
합병증이 있다

수술 시 발생할 수 있는 합병증에 대해서는 환자가 잘 이해하고 있어야 한다. 수술 중 출혈로 인해 수혈이 필요할 수도 있고, 약 2%의 확률로 근종만 제거하려다 어쩔 수 없이 자궁을 다 적출해야 하는 상황이 있을 수도 있다. 통계적으로 발생할 확률은 작다 해도 언제든 나에게도 발생할 수 있는 일이다.

상처가 아물면서 생길 수 있는 '유착'

유착은 자궁 수술뿐 아니라 몸에 칼을 대면 어느 부위에서든 생길 수 있다. 유착이 심할 때는 장이 꼬일 정도가 되어 그 과정에서 장이 막혀 위험해지는 경우도 있다. 수술을 위해 칼을 대면 몸에는 흉터가 남는데, 이것은 바깥쪽에서만 생기는 것이 아니라 안쪽에도 두툼하게 생긴다.

치료를 위해 자궁 벽을 절개하면 상처가 났다가 치유되면서 주변 조직과 달라붙거나 얇은 막 같은 것이 생기는데, 이것을 '유착됐다'고 말한다. 작은 장막하 근종이나 장막하 유경성 근종의 경우에는 자르고 특별히 봉합하지 않아도 잘 아물지만, 대부분의 경우에는 수술 후에 파인 자궁 벽을 의료용 실로 봉합해야 한다. 그러나 봉합을 하면 유착은 더 잘 생긴다. 개복 수술이든 복강경 수술이든 유착은 생길 수 있으며, 절개의 범위가 넓을수록 유착 가능성은 높다. 조금만 절개하고 미세침습으로 수술하는 복강경하 자궁근종 절제술의 경우에도 어떤 논문에서는 약 35.6%에서 유착이 생겼다고 보고되었다.

꿰맨 자국에 생길 수 있는 '누공'

자궁근종이 근육층 내에 깊게 있거나 수술 후 자궁 벽 결손 부위가 깊게 파여 있는 경우, 자궁 내막부터 장막까지 누공이 생길 위험이 있다. 치료를 위해 근종을 파내고 난 다음에 자궁 내막, 근육층, 바깥쪽 장막에 손실된 부분이 있다면 안쪽 내막부터 잘 꿰매줘야 한다. 그런데 촘촘하게 꿰매지 못했을 때 흔히 '피떡'이라고 부르는, 피가 고이는 부분이 생길 수 있다. 이것이 서서히 아물면서 마치 길 또는 동굴처럼 빈 공간이 생길 수 있는데, 이것이 '누공'이다.

자궁, 칼 대지 않고 수술합니다

수술 부위가 자궁이 아니어도 누공은 생길 수 있는데, 복강경으로 꿰매면 누공이 생길 확률은 더 크다. 사람 손으로 직접 꿰매면 좀 더 촘촘히 할 수 있는 데 비해, 복강경 팔로 꿰매는 경우는 아무래도 덜 촘촘할 수밖에 없다.

한편 자연적으로 생기는 누공도 있는데, 엉덩이 항문 쪽에 고름집이 터지면서 생기는 치루가 그것이다.

자궁이 얇아져서 생기는 '자궁 파열'

수술 후 합병증 중에서 가장 심각한 것이 임신 중 자궁 파열이다. 임신이 진행되면서 자궁은 점점 늘어나는데, 수술을 받았던 부위는 아무래도 얇아져서 약해졌기 마련이다. 제일 얇았던 부위가 약해지는 바람에 점점 늘어나면 자궁이 풍선 터지듯이 터져버리는 경우가 있다.

복강경 수술을 할 때는 지혈을 위해 이산화탄소 레이저나 전기소작기를 용접기처럼 쓰기도 한다. 수술하다 피나는 곳은 지져서 출혈을 멈추게 한다. 이 과정에서 정상조직도 화상을 입는데, 마치 직화구이처럼 파열될 확률이 높다. 개인적인 추측으로는 이런 이유로 인해 복강경이 자궁 파열의 위험은 더 높지 않을까 하는 생각이 든다.

어떤 논문에서는 복강경 자궁적출술 후 약 1% 확률로 자궁 파열이 있었다고 보고하기도 했지만, 자궁 파열이라는 합병증은 매우 드

믄 것이긴 하다. 임신 중 생긴 자궁 파열 중에서 자궁근종 절제술과 관련된 경우는 2%라고 보는 것이 일반적이다.

자궁 내막에 생긴 점막하 근종의 경우에는 비침습적인 시술로 자궁내시경 절제술이 메리트가 있다. 자궁 내막 내에 있는 근종들은 수술로 들어가기가 힘들다. 내막에 접근하기 위해 배를 열고 장막과 근육층을 뚫고 내막에 접근하게 되면 너무 파괴적인 방법이 되기 때문이다.

그런데 자궁내시경 절제술의 경우에도 위험성은 존재한다. 자궁 경부를 넓히고 관을 통과시키려다가 자궁을 뚫어버리는 예가 있다. 임신 중 자궁 파열이 아닌, 또 다른 형태의 자궁 파열이다. 자궁은 얌전히 똑바로 있는 경우만 있는 것이 아니고 구부러져 있는 상태일 때가 많기 때문이다.

이럴 때는 시술을 중단하고 3개월 동안 경과를 보면서 아물기를 기다렸다가 다시 치료 방향을 정해야 한다. 다시 자궁내시경 근종절제술을 시도해 볼 수도 있고, 개복 수술을 진행해야 할 수도 있다. 드문 예이긴 하지만 자궁 경부를 넓히는 과정에서 자궁 파열이 됐는데, 그 사실을 모른 상태에서 수술이 진행된 경우가 있었다. 개원가 사례였는데, 소파수술(낙태수술)을 하다가 자궁을 뚫고 장까지 뚫었는데 처음에 모르고 수술을 진행하다가 며칠 후 대학병원으로 옮겨져 환자가 3개월 넘게 고생한 경우를 봤다.

자궁근종의 재발

간혹 자궁근종의 개수가 많다고 걱정하는 환자가 있다. 그러나 개수가 몸 상태에 절대적인 영향을 주는 것은 아니다. 여러 개 발생하는 다발성 근종이어도 증상이 없어서 검사를 받아보기 전까지 모르고 있는 경우도 많다.

그보다 중요한 것은 근종이 1개든 여러 개든 위치가 자궁에 영향을 주는 곳에 있어서 불편한 증상을 일으키는지 보는 것이다. 점막하근종일 때는 크기와 상관없이 자궁 내막을 밀어내서 과도한 출혈이 생길 수 있기 때문에 방치하면 병을 키우게 된다. 이런 경우에는 수술을 통해 근종을 제거한다고 해도 재발하는 경우가 많다. 따라서 불편한 증상이 있다면 진찰을 받고 바로 자신의 상태에 맞는 치료를 받는 것이 좋다.

복강경 수술 후 재발률은 논문마다 다르지만 약 33.3%에서 재발하고, 재발한 사례 중 36.8%에서 추가 수술이 필요했다는 발표가 있다. 재발률을 증가시키는 요인으로는 근종의 개수가 많은 경우와 수술 전 호르몬 주사 치료(GnRHa)를 쓴 경우로 알려져 있다.

개복하 자궁근종 절제술의 경우 재발 가능성은 복강경과 비슷하거나 약간 적다.

내시경 수술 중 발생하는 '공기색전증'

자궁 파열, 감염, 출혈 등은 모두 절제술에서 공통적으로 발생할 수 있는 합병증이다. 반면 자궁내시경 절제술의 경우에 특히 발생할 수 있는 합병증으로 '공기색전증'이 있다.

자궁내시경으로 점막하 근종을 떼어낼 때는 내시경 카메라로 시야를 확보하면서 관류를 시키면서 시술을 한다. 즉, 물을 넣어주고 씻겨내리면서 근종을 떼어낼 때 발생하는 출혈에 대비하는 것이다. 이 과정에서 드물긴 하지만 공기색전증이 생길 수가 있다.

비슷한 경우로 골절됐을 때 지방 성분이 핏속을 떠돌다가 탁 막혀버릴 때가 있는데, 응급상황이 발생하는 상황이다. 공기색전증은 피 안의 혈류에 공기가 들어가서 그게 돌아다니다가 심장이라든지 뇌 혈관을 막아서 응급상황이 발생하는 것이다. 자궁 내막에는 혈관들이 풍부해서 시술하다가 그 혈관으로 공기가 들어갈 수도 있다. 수술 중 응급상황이 벌어지는 이런 경우를 인턴 때 한 번 목격한 적이 있다.

내시경 수술은 적출 등 자궁 손상을 피할 수 있고 입원 기간도 1박 이거나 당일 시술도 가능할 정도로 짧다는 장점이 있다. 그러나 자궁 내시경 절제술을 선택할 때는 응급상황에 대비할 수 있도록 마취과 의사가 대기하는 시설에서 받을 것을 환자들에게 권하고 싶다. 따라서 개원가보다는 대학병원을 택하는 것이 좋다. 갑자기 공기색전증으로 수술 도중 경련을 일으킨다든지, 숨쉬기 힘들어하는 상황이 발생할 수 있다. 신경학적 후유증이 남을 수 있으며, 상태가 심각할 때는 사망에 이르기도 한다.

절개 없는 하이푸와의 비교

비수술적 치료인 하이푸 시술은 인트라 튜머 테라피(intra tumor therapy)라고 해서 자궁근종 안쪽에서만 열로 태우기 때문에, 종양 안쪽에서 에너지가 도는 것이 특징이다. 다른 절제술의 합병증과 비교한다면, 하이푸는 절개하지 않기 때문에 절개로 인한 유착이 없으며 출혈도 없다.

거듭 말하지만 임신은 치료하고 나서 3개월 후부터 시도해야 한다. 정상 근육층이 회복될 시간이 필요하기 때문이다.

의학의 흐름은 절개를 점점 최소화하다가 비절개로 가고 있다. 그중 하나로 등장한 신기술이 하이푸다. 비침습적 치료인 하이푸는 절개 없이 자궁근종부터 간암, 췌장암, 유방암 등 대부분의 종양에 적용할 수 있는 방법이다.

새로운 의학 기술을 평가할 때는 안전성과 유효성을 꼼꼼하게 비교해 봐야 하는데, 두 가지 측면을 모두 감안해도 수술적 방법에서 비수술적 방법으로 옮겨가는 흐름은 바람직한 것으로 보인다.

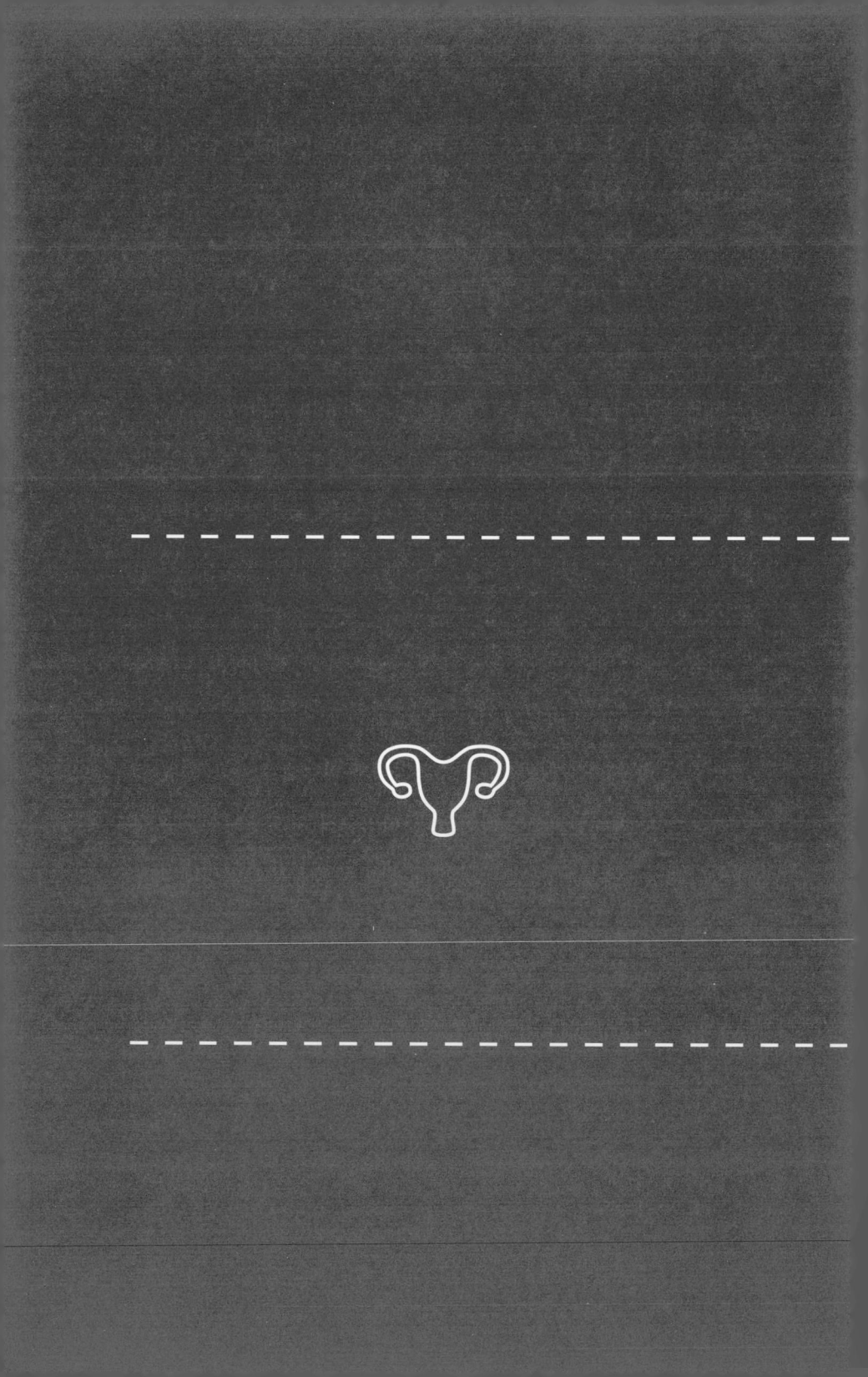

CHAPTER

4

칼 대지 않고
종양을 태우는
하이푸

신경 손상을
어떻게 피할 것인가

하이푸(High Intensity Focused Ultrasound)는 고강도의 초음파를 한 초점에 모아 생긴 에너지로 종양을 치료하는 기술이다. 딱딱한 고형의 종양은 모두 치료가 가능한데, 공기가 들어 있는 장기인 폐, 위, 소장, 대장은 치료할 수 있는 케이스가 적다. 그리고 뇌, 척추처럼 중추신경이 모여 있는 곳은 치료하지 않는다.

내가 강남베드로병원에서 하이푸를 처음 만나고 나서 얼마 동안은 혼자 고군분투하며 이 분야를 개척하는 데 많은 시간을 보냈다. 이후로는 의사들을 교육하고 독립시키면서 하이푸 성장기를 함께 보냈는데, 이제는 양적으로 폭발적 성장기를 지나는 것을 목격하고 있는 중이다. 최근에는 소나조이드 조영제와 혈관치료를 병행하며 하이푸와의 시너지 효과를 강하게 경험하고 있다. 지나고 보니 하이푸를 처음 만나고 배울 수 있는 곳을 찾아 일본 등 해외로 다니던 시간은 어쩌면 내 인생의 행운이자 기적이었던 것은 아닐까 생각된다.

국내 하이푸 트레이닝 닥터

하이푸는 현재 간암, 자궁근종, 자궁선근증 분야에서 빠른 속도로 확산되고 있다. 암 시술에서는 의사의 개인기가 중요하지만, 자궁 시술은 하이푸 장비가 중요하다. 자궁에 적용하는 하이푸는 좋은 장비로 30회 이상 해보면 프로토콜이 간단하기 때문에 어렵지 않게 시술할 수 있다. 그런데 일반적인 근종의 경우에는 무난하게 시술을 할 수 있는 데 반해, 거대 근종의 경우에는 시술하기가 어려운 사례들을 꽤 많이 만나기 때문에 어려움에 부딪히곤 하는 것이 문제다.

국제 미세침습·비침습학회는 나를 '한국에서 하이푸를 교육하는 의사'로 임명했다. 나만의 특화된 치료로서 인정해 주고 있는 것은 소나조이드(sonazoid) 조영제를 이용해 열로 인한 손상을 줄인다는 점과 자궁동맥 색전술을 응용한 동맥내 혈관치료를 병행한다는 점이다.

하이푸와 혈관치료를 병행하면 완성도 높은 치료를 진행할 수 있기 때문에 자궁질환에 호르몬 치료 등의 후속조치는 필요하지 않다. 하이푸 시술을 하는 다른 의사들에게서 쉽게 볼 수 있는 것이 아니기 때문에, 하이푸 시술이 어려운 상황을 만나 난관에 부딪혀본 국내외 의사들이 연수차 우리 병원에 방문하는 경우가 많다.

나의 하이푸 시술 특징 중 하나인 소나조이드 조영제는 사실은 나 혼자 생각해 낸 아이디어가 아니라 일본의 암 전문의인 오쿠노 선생과 교류하다가 완성하게 된 것이다. 세계의 모든 하이푸 의사를 만나 본 것이 아니기 때문에 장담할 수는 없지만, 소나조이드 조영제 사용에 대한 경험은 아마도 전 세계에서 내가 가장 많지 않았을까 싶다. 하이푸 시술 전에 초음파 진단을 위해서 조영제로 소나조이드를 쓰면 시술에 들어갔을 때 치료 효과를 증강시킬 수 있다.

나의 하이푸 시술 특징 중 두 번째인 혈관치료는 자궁동맥 색전술에서 아이디어를 얻은 것이다. 혈관치료에서는 MRI 영상이 굉장히 중요한 역할을 하는데, 영상을 보면 혈류가 너무 과도하거나 액화변성이 있는지 확인할 수 있다. 근종에 물이 많이 차 있다든지 너무 크다면 혈관치료를 병행하는 게 훨씬 안전하면서 효과적이다.

하이푸가 등장하기 전에 자궁근종의 비수술 치료에는 색전술이 있었다. 그걸 고려하다 보니 하이푸 시술을 하기에 곤란한 사례가 있을 때 자연스럽게 색전술을 응용해 보자는 생각으로 이어졌다. 하이푸는 열로 '태우는' 치료이기 때문에 피가 많거나 물이 많은 경우에 제대로 효과를 보기 힘들다. 젖어 있는 것을 태우기란 어려운 일이므로 그 젖은 상태를 현격하게 줄어들게 한다는 것이 혈관치료의 핵심이다. 쉽게 말하면 젖은 장작을 마른 장작으로 만든 다음에 열로 태운다고 보면 된다. 환자도 아프지 않고 치료 시간도 줄여주기 위한 노력이 혈관치료로 정착된 것이다. 어떻게 보면 부분적으로 시행하는 색전술이라고 할 수 있다.

종양외과? 산부인과? 영상의학과?

나는 외과 의사이지만 산부인과 시술을 많이 하고 있고, 우리나라에서는 영상의학과에서 하고 있는 색전술을 병행하고 있다. 그렇다보니까 다른 의사들에게 "당신은 도대체 전공이 뭐냐? 소속 과(科)가 어디냐? 외과냐, 산부인과냐, 영상의학과냐?"라는 이야기를 가끔 듣는다. 2017년에 충칭대의 첸 웬쯔 교수와 만났을 때 "과라는 영역을 넘나드는 사람은 나와 너, 둘 뿐인 것 같다"는 말을 해서 웃었던 적이 있다. 원래 외과 전문의였던 첸 교수도 하이푸 시술을 시작하면서 지금은 산부인과 시술을 많이 하고 있다고 한다. 그는 만찬 자리에서 나를 소개할 때 "과의 영역을 넘나드는 의사"라고 소개하곤 한다.

비수술 치료인 하이푸가 처음 실용화된 충칭대 병원에는 충칭제1대학병원과 충칭제2대학병원이 있는데, 첸 웬쯔 교수는 제1대학병원에 있는 의사다. 상당한 골초에 성격도 괴팍하다고 알려져 있는 사람인데, 카리스마가 대단한 스타일의 교수로 하이푸의 프로토콜을 만들어서 교육하고 지휘하는 전문의다.

처음 하이푸가 등장했을 때 의사들은 엎드려 있는 환자의 자궁을 향해 정위치로 초음파를 쐈다. 그랬더니 시간이 굉장히 많이 걸렸기 때문에 임상에서 일하는 의사들은 시간을 단축시키는 방법을 구상하게 됐다. 가장 쉽게는 파워를 올리는 방법이 있을 것이다. 그런데 자궁 뒤쪽에는 척추와 꼬리뼈에서 나온 좌골신경이 지나가는데 이것이 열에 손상될 위험이 커진다. 좌골신경이 손상되면 심한 경우에는 발등을 못 움직일 정도가 되고, 양쪽 발을 질질 끌고 다녀야 할 수도 있다. 그런 이유로 정위치를 놓고 초음파를 쏠 때는 파워를 세게 올리지 않는 것이 원칙이다. 보통 정위치에서는 250~280W 정도로 쏘고 위험한 위치를 벗어나면 350W 정도로 쏘는 것이 일반적이었다.

그런데 400W 정도로 세게 쏘고 싶었던 충칭제1대학병원의 첸웬쯔 교수는 영리하게도, 좌골신경을 피하도록 각도를 머리 쪽으로 틀어서 좌골신경이 모이는 곳을 벗어나도록 했다. 신경이 갈라지는 쪽으로 후폭풍이 지나가도록 방향을 조절함으로써 문제를 해결한 것이다. 그리고 초음파를 세게 쏘면서 장에 문제가 생기지 않도록 시술 전에 장을 철저히 비워놓는 것을 전략으로 했다. 그러자 하이푸 치료 속도가 상당히 빨라져서 시술 시간이 만족스러웠다.

반면 내가 치료 속도를 높이는 방법을 찾은 것은 그와는 반대 방향이었다. 한국에 방문한 일본 의사에게 지나가는 말로 소나조이드에 관한 이야기를 들었는데 그게 귀에 쏙 박힌 것이다. 초음파 조영제를 잘 사용하면 하이푸 효과가 증강되고 치료 시간도 빨라진다는 것을 알게 된 것이다. 그 후로 초음파 파워를 200~250W만 쓰면서도 치료 시간은 더 단축할 수 있었다.

하이푸의 치료 원리는 열(heat)을 집속하는 것에도 있지만, 진동에너지가 공화작용(cavitation)을 일으키는 데에도 있다. 세포 안에는 물이 있는데, 물 안에 기체가 녹아 있다. 이 기체는 보통 100도 이상일 때 끓는점을 만나 팍 튀어오르는데, 100도가 아니어도 튀어오를 때가 있다. 그게 바로 진동에너지의 자극을 받았을 때다. 진동에너지가 있으면 낮은 온도에서도 세포막을 파괴시키면서 팍 튀어오르는데, 그때 열로 괴사시키면 되는 것이다.

소나조이드는 이 공화작용을 올려주기 때문에 큰 열을 발생시키지 않고도 종양을 괴사시킬 수 있다. 에너지를 크게 쓰지 않아도 되기 때문에 시간은 단축하면서도 종양이 척추 가까이에 있어도 신경이 손상받지 않는 환경을 만들 수 있다. 그리고 장에서는 멀어지기 때문에 장을 비우는 노력을 따로 할 필요가 없다. 나는 충칭대와 전혀 반대 방향으로 치료법이 진화했지만 독자적인 해결책을 만들어낼 수 있었다.

첸 웬쯔 교수가 이끄는 충칭제1대학병원과 달리 충칭제2대학병원에서는 이것을 굉장히 좋은 아이디어로 받아들여서 나와 활발한 교류를 하고 있는 중이다. 언젠가 첸 웬쯔 교수가 웃으면서 이런 말을 한 적이 있다. "전 세계에서 하이푸를 누구에게도 배우지 않고 스스로 독학한 사람이 두 명이 있는데, 한 명은 나이고, 한 명은 낭신이다."

열에너지와 진동에너지의 콜라보

충청하이푸는 한국에서 정착하기 전 먼저 일본에서 보급됐다. 나에게 소나조이드에 대한 아이디어를 전해주었던 오쿠노 테츠치 선생은 요코하마의 암 전문의다. 항암치료나 암 환자를 위한 동맥내 혈관치료를 많이 하던 의사이며, 자궁 치료 사례는 없고 주로 유방암에 하이푸를 사용했다.

2011년 말 오쿠노 테츠치 선생과 시술을 같이 할 수 있는 기회가 생겼다. 기계 고장 문제로 수리에 막막함을 겪던 오쿠노 선생은 환자를 데리고 한국으로 오게 되었다. 그때 오쿠노 선생이 유방암 하이푸를 하면서 소나조이드를 사용하는 것을 보여주었다. 소나조이드가 일본 제품이어서였는지 당시는 아직 잘 알려지지 않았던 조영제였는데, 크게 힌트를 얻은 나는 이후로 소나조이드를 이용한 자궁근종과 선근증에 대한 프로토콜을 새로이 만들고 발전시키게 되었다.

지금까지 우리나라에서는 치료에 초음파를 동원하는 경우가 좀처럼 없었다. 검사에서도 초음파를 많이 안 쓰기 때문에 당연히 소나조이드는 잘 쓰이지도 않고 잘 알려져 있지도 않았다. 주로 MRI를 찍어버리기 때문에 소나조이드가 하이푸 효과를 증강시키는 원리에 대해서 알 턱이 없었다.

우리나라에서 초음파 조용제는 주로 '소노뷰'를 쓰는데 하이푸에 소노뷰를 사용하면 제동시간이 짧기 때문에 원하는 효과를 얻기 힘들다. 그러나 소나조이드는 작용시간이 길다는 것이 특징이다. 소노뷰는 폐를 통해 배출되며 10분 정도 지나면 완전히 배출되지만, 소나조이드는 간을 거쳐 배출되며 천천히 배출된다. 30분이 지나면 급격히 농도가 줄어들고 2시간 30분 정도 지나면 거의 다 배출된다.

그전에 유럽에서 소노뷰를 통해 공화작용을 극대화시켜 하이푸 치료 효과를 증가시키려는 시도가 있었지만, 소노뷰가 지속시간이 짧다 보니 별다른 효과를 얻지 못했다. 다만 초음파 조영제로 하이푸 치료 효과를 증가시키는 것에 대한 관심은 계속 가지고 있다.

2013년 여름 충칭에서 하이푸학회가 열렸을 때 하이푸학회 회장인 프랑코 오르시(Franco Orsi) 교수는 하이푸의 차후 과제에 대해 유방암, 췌장암, 초음파 조영제를 열거했다. 오르시 교수의 발표 다음날 나는 작용시간이 긴 소나조이드를 사용해 하이푸 효과를 증강시킨 사례에 대해 발표했는데, 발표 직후 오르시 교수에게 구체적인 사용에 대한 질문을 받았다. 나도 영어가 서툰데 이분도 영어가 서툴러서 서로 목소리를 높이면서 대화했던 기억이 난다. 남이 보면 싸우는 것처럼 보였을 것이다.

하이푸학회에서의 발표 이후로 충칭의 몇몇 교수들이 검증을 위해 수차례 우리 병원을 내원했다. 직접 사용해 보고 긍정적인 결과를 얻자 이후로 충칭의 프로토콜에도 소나조이드가 차용되려는 움직임이 크게 생겨났다. 한국에서 가장 많은 사례를 시술했기 때문에 그동안의 노하우를 공유해 달라는 권유를 많이 받았다.

소나조이드는 원래 진단 목적으로 나온 간암 진단 특화용 조영제다. 마이크로 에어 버블 같은 것이라고 생각해도 좋다. 하이푸 시술을 할 때는 세포가 깨지고 괴사되면서 열 때문에 마이크로 에어 버블들이 밖으로 나온다. 이 미세 기포들은 초음파 에너지들을 잘 모이게 해주고 바깥으로 에너지가 새는 걸 막아준다. 소나조이드를 쓰면 에어 버블이 쫙 깔리는 것이기 때문에 치료 효과는 높아질 수밖에 없다. 하이푸 효과를 증가시킬 수 있는 정도의 양만 적절히 사용하면 치료 효과를 높이는 데는 유용하다.

공화작용에 대해서는 엔지니어마다 호불호가 갈리기도 한다. 엄밀하게 제어할 수 있는 열로만 괴사하는 것을 선호하는 사람은 공화작용을 없애야 한다고 주장하기도 한다. 그러나 공화작용을 전혀 없게 하는 것은 불가능하다. 어차피 있는 것이라면 그것을 활용하기 위해 차라리 효과를 극대화시키자는 것이 내가 소나조이드 조영제를 사용하게 된 계기다. 소나조이드를 쓰면 열 에너지가 덜 드니까 하이푸를 세게 쓰지 않아도 되기 때문에 열을 과다하게 써서 생기는 부작용을 최소화할 수 있다. 무엇보다도 안전성을 최우선으로 하는 나에게는 최적의 프로토콜이다.

얼음과 불의 노래

하이푸에 대한 한계를 넘어서기 위해 내가 택했던 방법은 융합이다. 소나조이드도 그렇지만 혈관치료는 나의 자궁 치료에서 핵심

중의 핵심이다. 시술하기가 어려운 상황도 시술할 수 있는 상황으로 반전시킬 수 있기 때문이다.

자궁 적출은 여성에게 육체적 상실감은 물론 심리적 박탈감을 안기기 때문에 자궁 보전을 위한 비수술적 치료는 나의 기본 치료방침이 되었다. 그런데 하이푸 시술만으로는 치료가 어려운 사례가 있었기 때문에, 하이푸가 자궁 치료에 등장하기 이전에 시행하곤 했던 색전술을 부분적으로 접목해 보기로 했다.

자궁근종 색전술은 일반적으로 플라스틱 입자를 자궁으로 흐르는 동맥에 삽입해서 영구적으로 차단하는 치료다. 그러나 하이푸의 사전치료로서 쓰이는 혈관치료는 부분 색전술이기 때문에 혈관을 영구적으로 차단하지 않는다. 자궁동맥으로 흐르는 혈관으로 혈류교정제를 투여하는데, 이것은 인체 성분과 유사해 인체에 무해하며 치료 이후에는 체내로 자연적으로 흡수된다. 따라서 혈류의 흐름은 치료 후 정상으로 복귀된다. 하이푸 시술에서 시행하는 동맥내 혈관치료는 일시적으로 혈류의 흐름을 막아 자궁근종의 크기를 줄이고 근종 내 혈류량을 낮춰주는 것이다. 이렇게 되면 액화 변성이 심한 자궁 상태에서도 적출 없이 비수술적 치료인 하이푸 치료가 가능해진다.

하이푸는 열로 뜨겁게 하는 치료이며, 색진술은 순간적으로 차갑게 해서 치료하는 것이다. 색전술은 자궁동맥을 막기 때문에 자궁이 순간 파랗게 질린다. 실제로 수술방에서 개복 수술을 할 때 자궁동맥 양쪽을 클립으로 잡아보면 피가 안 통하면서 순간 푸르스름하게 변한다. 자궁근종 절제술을 시행할 때 일부러 자궁동맥을 잡고 자궁 쪽으로 혈류가 덜 가는 순간을 포착해서 수술을 하기도 한다.

한편 하이푸를 너무 뜨겁게 할 때는 주변에 열이 너무 많이 방사되어 위험할 수 있다. 신경은 열에 약하기 때문에 주의해야 하고 장 손상 위험성도 살펴봐야 한다. 하이푸와 혈관치료를 병행하기 시작하면서 나는 미국 드라마 '왕좌의 게임'을 떠올리곤 한다. 얼음(혈관치료)과 불(하이푸)을 자유자재로 다루는 의사의 모습을 그리면서 항상 안정성에 신경쓰겠다는 다짐을 하고 있다.

고난이도 근종은
혈관치료로 해결한다

자궁근종은 다행히 정기적인 검진을 통해서 조기에 발견할 경우 쉽고 안정적으로 치료가 가능하다. 하이푸는 가장 최근에 도입되어 시행되고 있는 자궁근종 치료법으로, 환자의 몸속 깊숙이 위치해 있는 종양을 칼이나 바늘 등의 날카로운 도구 없이 치료하는 비침습적인 치료법이다. 환자의 몸 밖에서 고강도의 초음파를 종양 부위에 정확하게 집중시켜 주변 장기와 조직의 손상 없이 목표 종양만을 태워 괴사시킨다. 무통, 무혈, 무절개로 자궁근종을 치료할 수 있기 때문에 감염 우려가 없고 빠른 회복이 가능하다는 장점이 있다.

어떤 치료이든 만능은 아니어서 하이푸 시술에서도 치료하기 어려운 사례가 있다. 자궁근종과 자궁선근증도 모든 경우에 하이푸 시술이 가능하다고 이야기하지는 않는다.

의사 입장에서 하이푸는 쉽게 시술 방법을 익힐 수 있지만 그럼에도 불구하고 시술자의 정확한 판단과 숙련도가 중요하다고 하는 것은 하이푸 시술을 하기에 어려운 사례가 있기 때문이다. 따라서 많은 경험을 가진 숙련된 의료진을 선택하는 것이 환자 입장에서는 중요한 문제가 된다. 시술이 어렵다는 것은 곧 자궁 적출의 권유로 이어질 수 있기 때문이다.

　하이푸 시술이 어렵다고 손꼽히는 경우는 다음 세 가지로 정리된다.

　첫째, 거대 자궁근종은 치료 시에 하이푸의 열이 장시간 전달되어 주변 조직에 부정적인 영향을 미칠 가능성이 높기 때문에 하이푸 시술이 어렵다.

　둘째, 고난이도 자궁선근증의 경우다. 거대 자궁선근증, 자궁근종과 함께 발생한 복합 자궁선근증, 넓은 부위에 퍼져 있는 확산성 자궁선근증 등은 하이푸 치료가 어려운 경우가 많다.

　셋째, 혈류량이 높은 종양은 열 반응률이 낮아 치료 효과가 미미하다. 하이푸는 열을 이용해서 치료를 진행하기 때문에 열에 반응하지 않으면 치료 효과가 떨어질 수밖에 없다. 종양 내에 수분량이 많은 경우에도 치료 효과가 떨어지는데 아무리 열을 가해도 종양이 괴사되기 힘들다.

　이렇게 치료가 어려운 고난이도 시술의 경우에는 하이푸 시술 전에 사전 치료로서 혈관치료를 시행한다. 이것만으로도 크기와 혈류량을 감소시키기 때문에 불가능하던 하이푸 시술이 가능해지는 상황으로 바뀐다. 종양 조직으로 흐르는 혈관을 막아 종양 내 혈류량을 낮추면 종양 조직의 크기도 작아진다. 게다가 하이푸 치료의 성공률이 높아지고 치료 효과 또한 높아진다. 2016년 이후로는 우리 병원에서 하이푸 시술을 할 수가 없어서 환자를 돌려보낸 경우가 아직까지 없다.

다발성 근종과 거대 선근증의 비수술 치료

2018년 5월 어느 일요일, 바로 전날 시술한 환자들의 초음파를 아침에 확인하고 퇴원시켜야 할 일정이 있어서 일요일이지만 출근했다. 일요일이라서 온 가족이 모두 따라나섰는데, 병원에 들른 후에는 훌쩍 커버린 아이들 발에 맞는 신발을 사러 가기로 했다.

이날 퇴원한 분 중 한 분은 40대 초반의 여성으로 점막하 근종, 장막하 근종, 근육내 근종을 모두 가지고 있었다. 점막하 근종으로 인해 나타난 부정출혈과 생리 과다가 이분을 괴롭히던 증상이었다. 하이푸 시술 후 모든 근종은 골고루 괴사된 것이 확인되었다.

또 한 분은 40대 후반의 여성으로, 너무 큰 선근증을 가지고 있었고 심한 생리통과 복부 팽만이 괴롭히는 문제였다. 거대 선근증의 경우에는 하이푸로 시술이 실패하거나 합병증이 발생할 가능성이 높다. 강한 열을 오랜 시간 조사(照射)한 경우 주변으로 열이 퍼져 장과 신경이 손상받을 가능성이 높아지기 때문이다.

어떤 치료법이든 만능이라는 건 없기 때문에 조심할 건 조심해야 한다. 이분은 거대 선근증에 혈류가 강한 사례였기 때문에 치료 실패와 부작용의 가능성을 해결하기 위해 혈관치료와 병행해서 하이푸 시술을 했다. 그날 확인 결과는 만족스러웠다. 일요일이었던 그날 나는 무사히 환자를 퇴원시킨 뒤 가벼운 마음으로 아이들과 신발을 사러 갔다.

시술을 어렵게 하는 자궁 위치

생리통, 생리혈 과다 증상으로 고생하던 40대 후반의 여성이 최근에 허리 통증이 심하고 부정출혈이 늘어났다면서 내원했다. MRI 촬영을 했는데 3.8~4.1cm 범위로 선근증이 분포되어 있는 것이 관찰됐다. 당시에 소장이 자궁 앞으로 많이 내려와 있는 상태였는데 자궁이 깊숙한 곳에 위치해서 하이푸 시술을 하기에 어려움이 있는 상황이었다.

자궁은 방광과 장 사이에 위치해 있고 이리저리 잘 움직이기 때문에 몸 속 상태를 확인하는 것이 중요하다. 이 환자는 자궁이 앞으로 많이 나와 있었고 선근증이 척추와 붙어 있는 쪽에 위치해 있었다. 원활한 치료를 위해 하이푸 시술 전에 자궁을 앞으로 전위시켜 복부로 많이 내린 후에 선근증 치료를 진행했다.

우리 병원에서 자궁 전방전위 기술이 가능해지고 나서부터 깊숙이 숨어 있는 부위를 앞으로 내릴 수 있어 치료하지 못하는 사례가 많이 사라졌다. 고도비만이라 복부지방이 5cm 이상 되는 경우에는 여전히 어렵지만 한국인 중에 그런 경우는 거의 없다(하이푸 전 처치로 부분 색전술을 하면 달라지긴 한다). 자궁 전방전위가 가능해지면 척추신경과 시술 부위에 간격을 둘 수 있기 때문에 신경 손상 가능성을 최대한 줄일 수 있다. 게다가 장을 멀리 밀 수 있어서 시술이 더욱 안전해지니 마음 졸이지 않고 시술을 진행할 수 있다.

이 환자는 하이푸 시술 후 아랫배 통증이 완전히 사라졌고 생리 시에도 진통제 없이 생활할 수 있게 되었다. 환자가 가장 좋아졌던 점은 부어 있던 선근증 부위가 가라앉으면서 하혈이 완전히 사라졌다는 것이다.

재발성 자궁근종의 치료

출산과 자궁질환의 관계를 보면, 아이를 셋 이상 낳은 사람은 근종이 생길 확률이 확 떨어진다. 왜냐하면 임신 중에는 에스트로겐으로 인해 몸이 보호를 받기 때문에 근종이 생길 확률이 떨어지기 때문이다. 반대로 애를 셋 이상 낳은 사람이 그렇지 않은 사람보다 선근증이 생길 확률이 높다. 출산 시에 근육과 내막이 찢어지면서 내막세포가 근육층에 침투해 선근증이 생길 수 있다고 해석하고 있다. 소파수술이나 진단 목적으로 내막을 긁어내는 경우에도 선근증이 잘 생

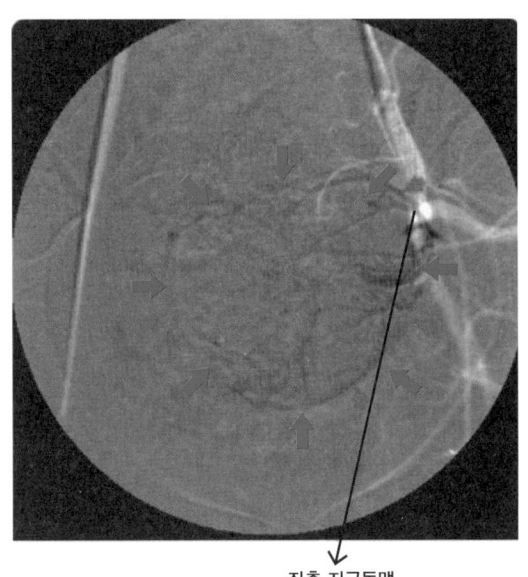

좌측 자궁동맥

〈그림 11〉 자궁동맥 혈관치료

길 수 있다. 그러나 그런 일이 전혀 없었던 젊은이들에게도 생기는 경우가 있기 때문에 내막 손상만으로 모든 게 설명되는 것은 아니다.

어느 날 재발성 자궁근종 때문에 20대 후반의 여성이 내원했다. 개복 수술과 복강경 수술을 수차례 받은 적이 있었고 다른 병원에서 하이푸 시술을 받은 경험도 이미 있었다. 그런데도 자궁근종이 재발하자 방법을 알아보다 우리 병원을 찾아온 것이었다.

환자의 하이푸 치료 효과를 높이고 재발 확률을 낮추기 위해 혈관치료를 병행했다. 재발성 자궁근종은 혈관치료만으로도 근종 축소의 효과가 있다. 〈그림 11〉에서 보면 자궁근종으로 가는 혈관이 좌측 자궁동맥에서 갈라지고 있는 것을 확인할 수 있다. 화살표에서 보이듯이, 자궁근종의 윤곽으로 검게 조영된 선들이 자궁근종으로 가는 혈관이다.

생리통이 있더라도 생리 주기가 규칙적이라면 자궁 건강에 아무 이상이 없을 것이라 생각하기 쉽다. 그러나 아무런 증상을 느끼지 못하다가 초음파 검진으로 우연히 자궁근종을 발견하는 여성은 상당히 많은 편이다. 자궁근종이 생겼어도 특별한 증상이 나타나지 않는 경우는 많다. 증상이 나타난다 해도 생리통이나 복통, 빈뇨 등의 증상 정도라면 여성들은 피로로 인한 일시적인 현상으로 치부하고 지나쳐 버리기 쉽다.

자궁근종이 건강에 치명적인 손상을 입히는 경우는 드물긴 하다. 그러나 발생한 위치나 크기에 따라서 정상적인 생활에 지장을 초래할 정도의 증상이 나타날 수 있다. 자칫 방치해서 치료가 늦어지면 난임의 원인이 되거나 자궁 적출이 불가피한 상황이 될 수도 있다. 따라서 정기적인 검진을 통해 조기 진단을 하는 것은 매우 중요하다.

자궁과 척추가 붙어 있을 때

30대 중반의 여성이 평소 생리와 관련된 특별한 증세가 없었는데 최근 들어 점점 배가 나오고 소변이 자주 마려운 증상이 있어서 임신이라고 생각하고 근처 산부인과에 내원했다고 한다. 진단 결과 큰 자궁근종이 있다는 말을 듣고 자궁을 보전하면서 확실하게 치료할 수 있는 방법을 알아보다가 우리 병원에 내원했다.

자궁의 위치는 방광 뒤, 대장 앞에 있기 때문에 자궁이 선근증으로 인해 부어 있거나 근종이 큰 경우에는 아침에 일어나 소변 보기 전에 방광을 통해 묵직하게 만져질 수 있다.

MRI를 확인해 보니 정상 자궁조직을 방광 쪽으로 밀어내고 골반을 가득 채우고 있는 자궁근종을 확인할 수 있었다. 자궁근종이 복벽을 앞으로 압박해서 밀어내고 밑으로는 방광을 압박해 소변이 자주 마려운 상황이었다. 또 자궁근종이 뒤에 있는 척추를 압박하고 있어서 하이푸 시술을 한다면 많은 주의가 필요한 상태였다.

하이푸 시술을 할 때는 과하게 열을 가할 경우 신경계에 손상을 줄 위험성이 있는데, 이때 소나조이드 테크닉을 사용하면 공화작용으로 열을 최소화할 수 있기 때문에 자궁근종을 괴사시키는 안전한 방법이 된다. 하이푸 시술을 한 후 자궁근종은 전반적으로 잘 괴사되어 검게 보이는 부위들을 MRI로 확인할 수 있었다.

이 환자의 남편은 처음 우리 병원을 찾아왔을 때 많이 당황하는 듯한 모습이었다. 임신이라고 생각했다가 자궁근종을 치료하게 되었으니 그럴 법도 하다. 생리와 관련된 증상이 없더라도 가임기 여성은 1년에 한 번은 꼭 골반 초음파를 받아보기를 권하는 이유가 바로 이 때문이다. 임신을 계획하고 있는 상황에서 자궁근종이 생기면 임신이 불가능해질 수도 있다.

근종을 키우는
자궁동맥을 차단하라

얼마 전 자궁근종 때문에 내원했던 환자가 메모지 한 장을 보여주었다. 원래 부인과로 유명한 의과대학 계열의 어느 병원에 다니던 환자였는데, 그간의 경과를 보다가 수술을 권유받았다고 한다. 그러나 환자는 비수술적 치료를 원했고 가능한지 물어보니, 교수가 직접 손으로 메모를 써주며 하이푸와 색전술을 소개해 주었다고 한다. 이분은 나에게 그 메모지를 보여주었는데, 그 교수님은 직접 하이푸나 색전술을 시술하지 않는 분이라 자세한 설명을 해줄 수 없었다고 해서 내가 두 가지 시술의 상난섬을 설명해 주었다. 그 두 가지를 직접 다루고 있는 의사는 흔치 않다.

먼저 하이푸는 고강도의 초음파를 마치 돋보기로 햇빛을 모으듯이 한 초점에 모으면 생기는 에너지로 조직을 괴사시키는 방법이다.

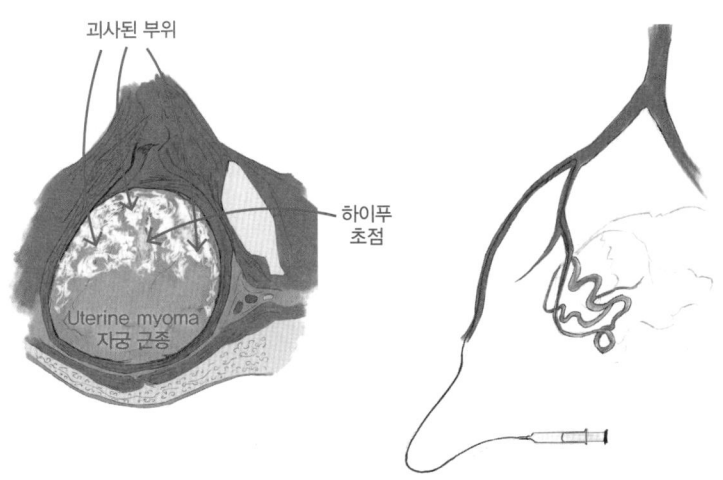

괴사된 부위

하이푸
초점

Uterine myoma
자궁 근종

〈그림 12〉 하이푸와 색전술

초점에만 큰 에너지가 발생하고 나머지 부위는 안전하다. 이 초점을
자유롭게 움직여서 종양만 괴사시킬 수 있다. 반면 자궁동맥 색전술
이란 가는 카테터로 자궁 양쪽의 동맥을 찾아 약물을 주입해 근종으
로 가는 혈류를 차단해서 종양을 괴사시키는 방법이다.

자궁 적출과 색전술의 비교

환자들이 그렇게 꺼려하는 자궁적출수술은 언제부터 시작된 것
일까?

마취술과 함께 항생제의 등장은 외과 수술을 발전시킨 직접적인
계기가 되었다. 항생제가 등장하기 이전에는 복강을 열면 공기가 통
하면서 세균이 들어가기 때문에 죽고 사는 것이 복불복과 같았다. 마

취수술도 그렇지만 항생제가 인류에 끼친 영향은 실로 대단하다. 예전에는 외상을 입고 복강이 열렸다면 무조건 죽는다고 보았다.

옛날 배경의 영화를 보면 배에 상처가 생겼을 때 의사가 가장 먼저 확인하는 것이 복강이 뚫렸는지 아닌지 여부다. 복강이 열렸다면 사망률은 높아진다. 잘 살펴보면 칼이나 총으로 결투를 할 때도 옷을 갈아입는 걸 알 수 있다. 린넨이나 양모를 입지 않고 실크를 입는 것이다. 양모를 입고 있다면 칼이 박히면서 섬유질(fiber)이 안으로 들어가겠지만, 실크는 옷감이 벌어져도 실이 안으로 들어갈 확률이 적다. 양모를 입고 복강이 열리면 사망률은 엄청나게 높아진다. 섬유질이라는 불순물이 들어가는 순간 사망으로 직결된다.

항생제가 나온 후부터는 복강이 열려도 사망할 확률이 현저하게 떨어졌고, 개복 수술도 자궁 적출도 활발해졌다. 그러다가 다시 칼을 대는 것을 최소화하는 쪽으로 의료 기술은 발전했고 복강경 수술이 등장했다. 그러나 복강경 또한 진짜 어이없는 사고로 위험해질 수 있다. 복강경으로 뚫다가 손이 미끄러져서 대동맥을 뚫어서 사망하는 경우가 종종 있다. 잊어버릴 만하면 사고 소식이 들리곤 한다.

내가 레지던트였던 시절, 맹장염 복강경 수술을 하다가 교수님이 실수로 장골동맥을 뚫으시어 난리가 난 적이 있다. 출혈이 심하게 나니까 어느 쪽에 출혈이 생겼는지 확실하게 확인하기 위해 개복 수술로 바꿔서 크게 칼을 대게 되었다. 근육에서 출혈이 났는지 확인했다가 아닌 것을 알고 가운데 쪽을 열어서 혈관을 확인하고 봉합

했다. 교수님의 판단이 빨랐던 덕분에 고등학생 환자가 살 수 있었는데 그렇지 않았으면 사망으로 이어질 뻔한 사고였다.

자궁적출수술을 하다가도 복강경으로 포트를 뚫다가 장골동맥 사고가 날 수 있다. 지혈이 안 되는 경우는 위험성을 무시할 수 없다. 자궁 적출을 할 때는 자궁동맥을 묶는데 그것이 가끔 풀릴 때가 있어서 과다출혈로 이어지기도 한다. 반면 색전술을 할 때는 양쪽 자궁동맥을 영구적으로 다 막는다. 환자 입장에서는 자궁 적출보다는 그쪽이 이점이 많다.

자궁 적출의 후유증에 대해서 의사들은 잘 하지 않는 이야기가 있다. 난소는 호르몬에 중요한 역할을 한다. 난소에는 난소동맥이 있는데 자궁동맥과 연결이 돼 있다. 자궁 적출을 할 때 난소를 남겼다 하더라도 자궁동맥을 묶기 때문에 난소 기능이 떨어지는 경우가 많다. 색전술을 할 때도 역시 자궁동맥을 묶기 때문에 난소 기능은 떨어진다. 하이푸 시술과 함께 병행하는 혈관치료의 경우에는 영구적으로 막는 것이 아니라 일시적으로 자궁동맥을 부분적으로 막는다. 일명 '부분 색전술'이라고도 부른다. 색전술을 시술할 경우에는 자궁동맥을 영구적으로 막지 않으면 자궁근종이 다시 커지기 때문에 치료 효과를 기대할 수 없다. 그런데 색전술은 근종 축소율이 그렇게 높지 않기 때문에 나는 하이푸를 병행해서 시술하는 부분 색전술을 치료법으로 쓰고 있다.

지혈에 효과적인 자궁동맥 색전술

자궁근종으로 인해 출혈이 심해 지혈을 급하게 해야 하는 경우에는 하이푸보다 색전술을 먼저 고려해야 한다. 사실 색전술이 처음 등장하게 된 계기는 프랑스 파리에서 출산 후 출혈이 멎지 않는 환자를 응급으로 지혈하기 위해 자궁동맥을 막았던 것이 시발점이었다. 이후로 환자가 원래 가지고 있던 자궁근종이 줄어들어 있는 것을 확인했던 것이다.

자궁근종은 자궁동맥이 주된 혈류 공급원인데, 자궁의 가쪽 벽을 따라 양쪽에서 자궁동맥이 올라온다. 그러나 자궁은 주변 골반에서도 많은 혈류를 공급받는데 그중 난소동맥이 중요하다. 자궁동맥 색전술은 양쪽 자궁동맥을 막음으로써 자궁근종으로 공급되는 혈류를

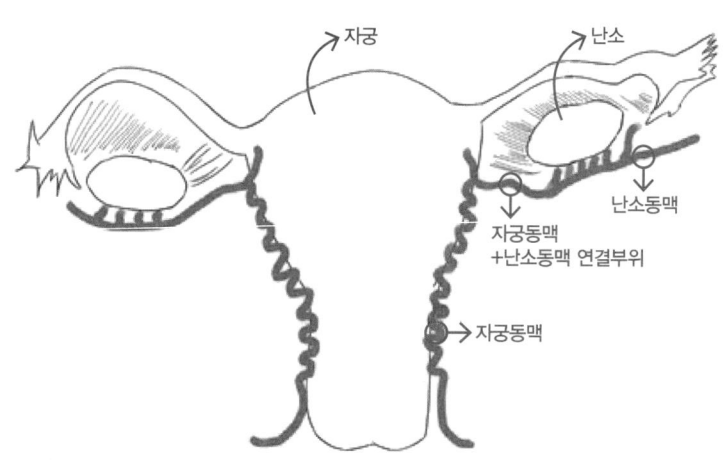

〈그림 13〉 자궁동맥과 난소동맥

차단하여 근종을 없애는 치료법이다. 이때 정상 자궁은 주변 골반에서 다른 경로로 혈류를 공급받기 때문에 별 문제가 없다. 색전술을 시행하면 자궁근종으로 공급되는 영양만 차단되는 것이다.

우리나라에서 색전술은 대학병원보다는 개원가에서 많이 실시되는데, 그것은 한 환자에 대해 연계된 치료가 안 되는 대학병원의 독특한 체계 때문이라고 할 수 있다. 혹시 대학병원 산부인과에서 환자가 적출을 권유받았을 때 "적출하기 싫어요"라는 의사 표시를 한다면, 색전술이라는 방법도 있다는 것을 알려주고 환자를 영상의학과로 보내면 된다. 그런데 그런 일은 잘 이뤄지지 않는다. 영상의학과는 환자를 진료하는 과는 아니기 때문에 임상에서 의뢰를 해줘야만 색전술을 시행할 수 있는데, 그런 일이 좀처럼 없어서 대학병원에서 색전술은 시행하는 경우가 별로 없다. 어떤 환자는 대학병원에서 자궁근종을 떼어내는 수술을 위해서 개복을 했다가 다시 닫은 뒤 적출을 하자는 권유를 받았다고 얘기하기도 한다. 근종만 떼어내려던 처음 생각과 달리 치료가 힘든 상황을 만났기 때문이다.

자궁근종 고주파용해술

자궁근종의 비수술적 치료로 고주파용해술이라는 것이 있다. 고주파용해술은 간암에서 활발하게 쓰이던 것인데, 자궁근종에도 써보려는 시도가 있었다. 그러나 근종 축소율은 좋지 않고 재발률이 높아서 지금은 안 쓰이게 됐다. 역시 대학병원에서는 많이 쓰이지 않았고, 개원가에서 자궁 적출이 싫은 사람들에게 쓰인 적이 있다.

고주파용해술은 침에서 고주파가 나와서 퍼져나가는 방식인데, 범위를 정밀하게 정할 수가 없다는 것이 맹점이다. 고주파용해술을 경험해 본 의사랑 얘기할 기회가 있었는데, 2000사례 이상을 시행했다고 한다. 그가 하이푸로 전향하게 된 것은 사고가 있었기 때문이었다. 열에너지가 잘못 파생되어 환자의 대장이 파열되는 사고가 있었다고 한다. 고주파 열에너지가 과하게 퍼졌을 때는 주변 장기가 손상될 수 있고, 에너지가 너무 짧게 퍼졌을 때는 치료가 안 되는 문제가 있었던 것이다. 정밀 치료가 안 된다는 얘기다.

만약 치료 부위가 간이라면 침으로 찔러서 정상 조직까지 에너지가 퍼졌어도 간 자체가 덩어리이기 때문에 별 지장이 없다. 그러나 자궁은 장과 인접해 있어서 위험해질 수 있기 때문에 자궁근종에는 점점 안 쓰게 되었다.

색전술과 하이푸의 비교

40대 중반의 여성이 생리양이 점점 늘다가 내원 2주 전부터 갑자기 하혈이 시작된 후 멈추지를 않는다며 병원으로 왔다. 7~9cm 크기의 자궁근종이 확인됐는데 점막하 근종으로 자궁 내막을 많이 압박하고 있었다. 얼굴이 노랗게 떠서 창백한 것을 보니 큰일났다

싶어서 피검사를 해보았다. 정상이면 12 정도여야 할 헤로글로빈 수
치가 4.4였다.

이럴 때는 응급조치로 먼저 색전술을 시행해야 한다. 색전 약물이
주입된 자궁동맥을 확인했고, 다행히 출혈이 멎어 지금까지 부정출
혈 없이 잘 지내고 있다. 시술 후 두 달째에 피검사를 했을 때는 헤모
글로빈 수치 13.0으로 정상 수치를 찾았다.

역시 지혈을 위해서는 하이푸보다 색전술이 우선이다. 다만 색전
술을 시행하면 시술 후 허혈성 스트라이크(strike)로 엄청난 고통이 뒤
따른다는 점이 있다. 색전(塞栓)이란 혈관을 막는다는 뜻인데, 색전술
이후 폐색에 의해 심한 몸살 증세가 올 수 있다. 또 시술 후 굉장히 심
한 통증이 하루 또는 3주까지 지속될 수 있다. 게다가 근종의 축소율
이 1년 후 50% 미만으로 줄어드는데, 이것은 하이푸와 비교했을 때
낮은 비율이다.

내가 하이푸를 처음 시작한 강남베드로병원에서 나는 초대 하이
푸센터장이었는데, 그 당시에 하이푸는 환자는 물론이고 의사들도
모르는 신기술이었다. 지금은 국내에 하이푸가 60~70대가 보급되어
있는 것으로 알고 있다. 지금의 시청앞 서울하이케어의원을 개원
하기까지 적지 않은 시간이 흘렀다. 개인적으로도 자궁근종을 치료
하는 방법에 많은 변화가 있었다.

대부분의 자궁근종은 하이푸로 치료가 잘 되는데 앞서 소개한 고
난이도의 상황에서는 시술 시간이 길어지거나 한두 번에 치료가 되

지 않을 때도 있었다. 반복되는 치료 끝에 결국 치료 실패가 되거나 부작용 가능성이 높아지는 경우도 있었다. 그러나 지금은 혈류가 강하거나 크기가 매우 큰 자궁근종은 근종으로 가는 혈류를 줄여준 뒤에 하이푸 시술을 하는, 부분적으로 색전술을 응용한 방법을 쓰고 있다. 마치 젖은 장작을 마른 장작으로 만든 뒤에 종양을 태우는 것과 같다. 적은 에너지로도 자궁근종 세포가 화르륵 괴사되기 때문에 안전하고 효과적으로 단번에 치료가 가능해진다.

하이푸와 색전술은 둘 다 1990년대 말에 실용화되었고 수술을 대체하는 방법으로 각광을 받았다. 치료 기전은 전혀 다르기 때문에 각각 장단점이 있다. 먼저 하이푸는 '핫(Hot)'하다. 주된 치료 에너지원이 열이다. 그리고 색전술은 '쿨(Cool)'하다. 종양을 괴사시키는 주된 치료 기전이 혈관 차단으로, 실제로 혈관이 막히면 차가워진다.

나는 이 두 가지 시술을 다 하고 있는데, 결론을 얘기하자면 하이푸가 더 장점이 많다. 하이푸가 더 정밀하게 치료할 수 있고 근종이 더 잘 줄어든다. 그리고 시술 후 갑작스러운 혈관 차단으로 통증이 있는 색전술과는 달리 훨씬 환자가 편안하다.

종양 세포가 괴사되면 세포 안에 있는 물질이 나오는데 그중 '사이토카인'이라는 물질이 발열, 근육통, 오심, 구토 등의 증세를 일으킨다. 이런 걸 '색전후 증후군(post embolization syndrome)'이라고 한다. 재미있는 점은 하이푸는 '핫'하기 때문에 하이푸 열에 사이토카인이 비활성화되어 몸살이 생기는 경우가 거의 없다는 것이다.

자궁, 칼 대지 않고 수술합니다

치료 기간은요?
부작용은 없나요?

하이푸 시술은 다른 장기에 손상을 주지 않으면서 고강도 초음파 열로 자궁근종 등 치료할 부위만을 괴사시키는 것이다. 자궁 적출로 인한 신체적, 정신적 손실을 피할 수 있고, 절개나 삽입 없이 시술하기 때문에 환자의 만족도가 높다. 초음파 실시간 영상으로 적용 부위가 녹는 것을 확인하면서 시술하기 때문에 시술 효과도 좋다.

그런데 시술 효과가 그렇게 좋은데도 왜 대학병원에는 하이푸가 없냐고 물어보는 분들이 가끔 있다. 하이푸 장비는 초고가의 장비라 병원에서 정책적으로 육성하려는 투자 의지가 없으면 도입하기 매우 힘든 장비다. 큰 대학병원은 의사결정 구조가 복잡하고 오래 걸린다. 또 병원 내에서 산부인과와 영상의학과 중 어디에서 하이푸를 시술할지 결정하기도 어렵다.

많은 분들이 이처럼 비수술적 치료인 하이푸에 대해 이것저것 질문을 자주 하는데, 그중 가장 많이 질문하는 것들을 모아봤다.

Q. 하이푸 치료 기간은 얼마나 걸리나요?

자궁을 보전하면서 근종만 제거하는 하이푸 시술은 한 번의 시술로 치료가 모두 종료되는 것이 원칙이다. 입원은 대체로 1박 2일 일정으로 이뤄지며, 환자마다 개인 차가 있긴 하지만 시술 다음날 바로 일상생활이 가능하다. 육체적, 정신적으로 고된 일이 아니라면 퇴원 다음날에도 출근할 수 있다.

시술 시간은 병변의 크기에 따라 다르지만, 예를 들어 7cm 자궁근종의 치료라고 한다면 40분 정도가 걸린다. 해외 사례에 20cm 자궁근종의 치료에 120분이 걸린 경우가 있다.

하이푸 시술은 절개 수술이 아니기 때문에 감염이나 유착이 없는 것이 특징인데, 인체에 해가 없기 때문에 필요하다면 1회 시술로 끝내지 못한 경우에는 반복 시술도 가능하다.

환자 분들은 시술 후 부작용이 있는지도 궁금해한다. 자궁근종이나 신근증은 양성종양이며 악성종양인 암을 치료하는 것에 비하면 비교적 치료가 쉬운 편이다. 그만큼 부작용이나 합병증은 드물다. 자궁 시술의 경우 신경 손상이나 장 손상이 있을 수 있고, 유방 시술의 경우 피부 화상 가능성이 있긴 하다. 그러나 좋은 장비로 주의력 있

자궁, 칼 대지 않고 수술합니다

게 시술하면 합병증 가능성은 거의 없다고 본다. 만약 시술 후 며칠간 생리통 같은 묵직한 통증이 있거나 분비물이 있다면, 충분히 휴식하면서 좌욕 등으로 관리하는 것이 좋다.

하이푸 시술은 현재 의료보험의 적용을 받는 항목은 아니다. 치료 부위의 크기와 종양 개수에 따라 가격 적용도 다른데, 입원비, MRI, 혈액검사 등 시술에 필요한 기본 검사 비용은 별도로 생각하고 있어야 한다.

Q. 하이푸 시술 후 후속조치는 무얼 하나요?

하이푸는 시술하는 시간이 짧지만, 상태를 관찰하는 후속 조치가 뒤따라야 한다. 하이푸로 초음파를 집적해 종양을 괴사시킨 후에는 괴사된 조직이 흡수되는 기간을 추적관찰해야 하기 때문이다. 이때 환자는 배를 따뜻하게 해주고 규칙적인 운동을 해줘야 원활하고 빠른 회복을 할 수 있다.

시술 후 1개월이 되면 생리 관련 증세는 바로 좋아지는데 혹시 늦어지더라도 3개월 안에는 좋아진다. 추적관찰은 3개월째가 가장 중요하다. 대개 3개월째 좋아진 증세가 끝까지 유지되기 때문이다. 평균적으로 3개월째 근종 부피의 35~50%가 사라진다. 시술 후 12개월이 지나면 괴사된 조직이 평균 70~90% 소멸되는데 그 뒤로도 3년째까지 점점 줄어든다.

어떤 사람들은 시술 직후에 근종이 바로 사라질 것이라고 생각하는 사람도 있는데 그렇지는 않다. 근종을 시술로 확실하게 괴사시키면 주변의 미세혈류들이 점점 괴사된 종양을 분해한다. 다만 근종의 위치에 따라 양상은 달라서, 점막하 근종은 크기가 줄어들다가 질 밖으로 빠져나와서 아예 사라지는 경우도 있다. 반면에 장막하 근종은 자궁 외부에 돌출돼 생기는 것이기 때문에 주변 혈류가 좋지 않아 흡수 속도가 느리다.

자궁근종이나 선근증 환자는 하이푸 시술 후에 자궁의 상태가 좋아지기 때문에 태아가 자리를 잘 잡을 수 있게 된다. 유산 경험이 있는 난임 환자들도 임신 성공률을 높일 수 있다. 임신은 시술 후 3개월 동안은 권유하지 않는다.

Q. 하이푸도 기종이 여러 가지가 있나요?

지금은 자궁근종과 자궁선근증 치료에 하이푸가 널리 쓰이다 보니까 여러 병원에서 홍보하는 문구들도 눈에 자주 뜨인다. 평소에 자궁질환으로 신경쓰고 있었던 사람이라면 하이푸 관련 광고 문구를 본 적이 있을지도 모르겠다. 그러다 보니 우리 병원은 기계가 다르다는 식의 문구를 보고 궁금해하는 분들이 있다. 하이푸 기종에 따라서 초음파 집속능력이라든지 성능에 조금씩 차이가 있기 때문에 환자와 보호자들은 알고 선택한다면 좋을 것이다.

하이푸에는 열에너지를 집속하는 방법에 따라 어쿠스틱 렌즈 타입(Acoustic Lens Type)과 소자가 여러 개 있는 엘리먼트 어레이 타입(Element Arrray Type)의 2가지가 있다. 그리고 치료 병변의 위치를 초음파로 보면서 하느냐, MRI를 보면서 하느냐에 따라 2가지 가이드 방식이 있다. 집속 방법과 가이드 방식이 각각 2가지가 있기 때문에 기종은 모두 4가지 조합이 가능하다.

하이푸의 근본 원리는 초음파를 집속해서 생긴 에너지로 종양세포를 파괴하는 것이다. 그러므로 여러 타입의 하이푸 기종들이 있다해도 가장 중요한 것은 집속능력이다. 만약 내 가족이 하이푸 시술을 하게 된다면 무엇보다 중요하게 기억해야 할 것은 역시 집속능력이라고 말하겠다. 단위면적당 몇 와트를 집속시킬 수 있느냐는 것이 관건인데, 만약 집속능력이 강하면서 짧은 시간 안에 주위 후폭풍 없이 치료를 잘 끝낼 수 있다면 최상의 조건이다. 반대로 집속력이 낮으면 잘 타지 않기 때문에 치료는 장시간 걸리면서도 결국 에너지가 분산되어 치료 효과를 기대하기 어렵다.

따라서 가이드 방식보다는 집속능력이 훨씬 중요하다. 개인적인 의견으로는 집속능력에 따라 치료 효과는 조직 괴사(ablation)와 온열치료(hyperthermia)로 나눌 수 있다고 본다. 자궁근종과 자궁선근증 치료에는 강한 집속의 조직 괴사가 필요하다.

돋보기로 태양빛을 한 곳에 모아 초점구역에서 열이 발생하면 열로 종이를 태울 수 있듯이 무한집속 렌즈로 초음파를 집속해 종양을 괴사시킨다는 표현은 어쿠스틱 렌즈 타입을 말하는 것이다. 여기서 어쿠스틱(acoustic)은 초음파를 뜻한다. 이 어쿠스틱 렌즈 타입으로 개발된 것은 하이푸의 원천기술을 보유한 충칭하이푸의 JC 모델이 유일하다. 1.1×1.1×3.3mm의 작은 초점으로 병변 조직만을 초음파로 조사(照射)하기 때문에 주변 조직의 영향을 최소화한다.

다른 방식은 소자가 여러 개 있는 타입으로, 엘리먼트 어레이 타입이라고 부른다. 소자가 여러 개 있을 때는 초점이 커지기 때문에 초음파 집속능력이 떨어진다. 어쿠스틱 렌즈 타입이 단위(cm²)당 2만 W(와트)가 모이는 반면, 대부분의 엘리먼트 어레이 타입은 5천W 미만이다.

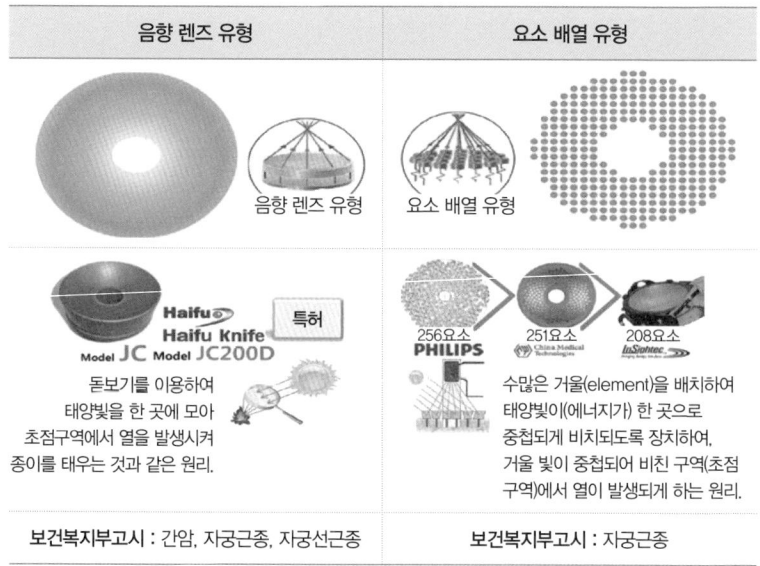

〈그림 14〉 집속 방법에 따른 2가지 종류의 하이푸

Q. 하이푸 기종에 따라 치료 효과가 다른가요?

예전에 한 산부인과 의사가 나를 찾아온 적이 있다. 처음에 어쿠스틱 렌즈 타입의 하이푸 모델을 쓰다가 엘리먼트 어레이 타입으로 하이푸를 교체하면서 고민이 생긴 것이었다. 예전 모델에 비해 치료 성과가 떨어지자 소나조이드 조영제와 혈관치료 아이디어를 듣고 싶었던 것이다.

엘리먼트 어레이 타입은 수많은 거울(element)을 배치해 에너지를 한 곳으로 중첩되게 비치도록 장치하는 방식으로, 거울빛이 중첩되어 비친 구역(초점구역)에서 열이 발생하게 하는 원리다.

이 타입은 초점 이외의 공간에 에너지가 중첩되기 때문에 한 곳에 오랫동안 초음파를 쏴야 한다. 그런데 원하지 않는 곳에도 에너지가 중첩되기 때문에 부작용이 생길 수가 있다. 어쿠스틱 렌즈 타입은 실시간으로 초음파를 보면서 정밀하게 쏘는 반면, 엘리먼트 어레이 방식은 범위를 정해놓고 자동 모드로 초음파를 쏜다. 강하게 하면 위험할 수 있기 때문에 약하게 하는 것이 특징이다. 나를 찾아왔던 의사의 고민이 이 부분에 있다. 약하게 쏘다 보니 조직을 괴사시킨다는 목적보다는 살짝 중심부만 건드려주고 열을 쬐이는 것이 돼버린다는 것이다. 사실상 온열치료에 가까워 결국 자궁근종에는 적합하지 않은 셈이다.

나의 전작인 『칼 대지 않고 수술합니다』에서 하이푸와 온열치료의 차이에 대해서 잠시 언급한 적이 있는데, 하이푸는 적극적 치료인 반면 온열치료는 그 한계가 분명 있다. 나의 의견으로는 엘리먼트 어레이 타입은 치료 효과가 떨어진다.

Q. 누워서 시술받는 것이 편해 보이는데 어떤가요?

우리나라에 들어와 있는 하이푸 방식은 3가지가 있다.

자궁에 적용되는 하이푸에 한해서 얘기하면, 환자는 엎드리거나 누워서 하이푸 시술을 받을 수 있는데, 결론부터 얘기하면 엎드리는 방식이 가장 안전하다. 척추와 장에 영향을 주지 않고 시술할 수

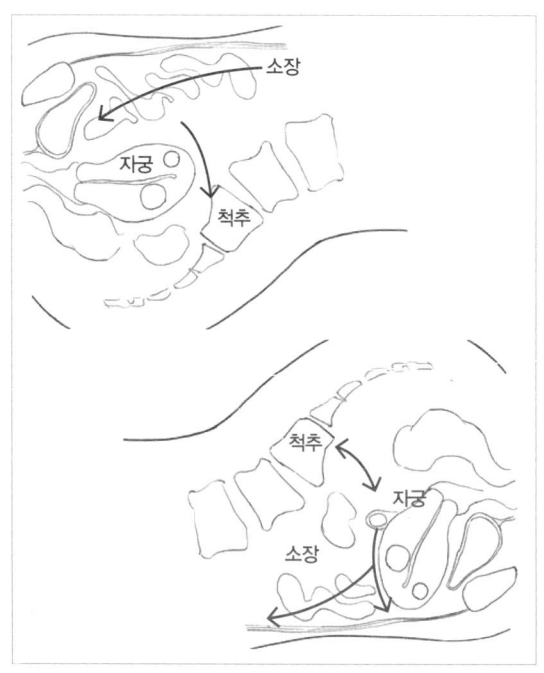

〈그림 15〉 하이푸 시술 환자의 체위

있기 때문이다. 기종에 따라 환자가 자세를 자유자재로 잡을 수 있는 것이 있는 반면에, 누워서 할 수밖에 없는 것이 있다.

　3가지 하이푸 방식 중 MRI로 시술을 가이드하는 엘리먼트 어레이 방식은 엎드려서 시술을 받을 수 있다. 초음파로 가이드하는 어쿠스틱 렌즈 타입도 엎드려서 한다. 반면 초음파 가이드 엘리먼트 어레이 방식은 누워서 시술할 수밖에 없다. 환자들 입장에서는 누워서 하는 쪽이 편해 보일 수 있지만 실제로 치료 과정에서는 위험성의 문제가 있다. 초음파의 진행 방향으로 장이 위치하기 때문에 장이 밀려내려 오면 밀어내기도 힘들 뿐 아니라 장이 밀리면서 자궁이 더 뒤로 가라앉기 일쑤다. 그러나 환자가 엎드려서 시술을 받으면 척추신경과의 거리까지 확보할 수 있기 때문에 치료에서 안정성을 높일 수 있다.

　앞서 얘기한 엘리먼트 어레이 타입을 쓰고 있는 의사의 고민 중에는 이 부분도 있었다. 엎드리면 자궁이 떨어지고 장이 밀리기 때문에 안전하게 할 수 있는데, 누워서 하면 자궁이 척추에 붙어버리고 장이 앞으로 쭉 내려오면서 시술할 때 환자가 많이 아플 수도 있다는 것이다. 누운 자세로 장이 밀려내려올 때 완벽하게 밀지 못하기 때문에 장의 손상 가능성도 높아지고, 치료를 강하게 하지 못한다는 것이다.

Q. 초음파와 MRI 중 모니터링은 어느 쪽이 정밀한가요?
초음파는 자궁근종 검사를 할 때 가장 많이 쓰이는 기본적인 검사다. 질초음파는 자궁과 부속기관을 보기에 좋은 검사인데, 항문초음파로 대신하기도 한다. 복부초음파는 전반적인 상황을 보기에 좋은데, 하이푸 시술은 복부로 초음파를 쏘는 치료이기 때문에 의사가 시술 전 감을 잡는 데에 좋다. 하이푸 중에도 보급형은 질초음파를 병행하지 않으면 잘 보이지 않는데, 하이엔드 초음파는 해상도와 기능이 뛰어나서 복부초음파로 봐도 질초음파로 보는 것보다 더 잘 보이는 모델도 있다.

하이푸에서도 초음파 가이드로 시술하는 것과 MRI 가이드로 시술하는 것 두 가지 타입이 있는데, MRI는 2차 변성이나 혈류 상태를 보기 위해 좋고 혹시나 놓칠 수 있는 암에 대한 소견을 내기에 적합한 검사다. 하이푸 시술을 할 때 심플한 근종인 경우는 초음파만 보고 시술하기도 하지만, 대부분은 시술 전에 MRI 촬영을 하고 객관적이고 3차원적인 상태를 파악한다.

초음파 가이드 방식은 실시간으로 바로 정밀하게 초음파를 쏘는 데 반해, MRI 가이드 방식일 경우에는 MRI를 찍은 다음에 영상 재구성 시간이 필요하기 때문에 바로 시술을 적용할 수가 없다. 다만 유방암 시술을 할 때 MRI 가이드라면 의사가 좀 더 편하게 시술할 수 있는 장점은 있다.

MRI 가이드라고 하면 그 언어가 주는 함정 때문에 좀더 정밀할 것이라고 착각하기 쉬운데, 실시간 시술이 안 되기 때문에 정밀하고 다이나믹한 시술에는 한계가 있다. MRI는 자궁 내 온도 변화를 어느 정

자궁, 칼 대지 않고 수술합니다

도 모니터링해 주기 때문에 치료가 된 부분을 색깔별로 볼 수 있어서 좀 더 프로토콜이 명확할 수는 있다.

초음파 가이드일 때는 시술 후 하얗게 퍼지는 것을 보면서 하기 때문에 직관적이고 감각적이라고 할 수 있다. 어쿠스틱 렌즈 타입인 충칭하이푸에서는 치료 종료 시점에 초음파 조영제를 통해서 정확하게 보고 시술을 종료하는 것으로 직관성을 보완한다.

그러나 환자나 가족 입장에서 중요하게 살펴봐야 할 것은 초음파 가이드냐 MRI 가이드냐 하는 부분보다는 역시 집속능력이다. 집속력 부분을 이야기하면 합병증 문제를 제기하는 의견도 있긴 하다. 너무 세게 괴사시키려고 무리하면 합병증이 생긴다는 것이다. 그러나 합병증을 줄이기 위해 치료 효과가 떨어지는 것을 선택할 수는 없지 않을까.

Q. 자궁과 간 외에 다른 장기에 쓸 수 없나요?

우리나라에서 하이푸 시술은 2006년 여의도성모병원에서 간암에 적용한 임상실험을 통해 시작되었다. 간암 환자를 색전술만으로 치료한 경우와, 색전술과 하이푸를 병행해서 치료한 경우를 비교했는데, 하이푸와 병행한 쪽이 치료 효과가 더 좋았다는 것이 증명되었다. 이후로 간암뿐 아니라 자궁 쪽에서도 널리 확대되고 있는 상황이다.

중국, 유럽 등의 외국 사례를 살펴보면 하이푸는 처음 개발되고 나서는 간암 치료로 많이 쓰였지만, 췌장암이 간으로 전이되는 경우가 많다 보니까 지금 시점에서는 췌장암에도 많이 적용되고 있다.

하이푸는 절개 없이 하는 시술이다 보니까 흉터를 남기지 않기 때문에 자연스럽게 여성질환과 연결되는 경향이 있는 것 같다. 최근에는 유방을 보전하면서 종양을 치료하는 시술로서 각광받고 있다. 치료 부위의 피부를 밀착한 상태에서 초음파로 종양을 태워 치료하는 것이므로 흉터와 출혈이 없지만, 유방암의 경우에는 화상의 위험성도 있어서 의사의 숙련도가 성패에 중요한 요인이 된다. 환자의 나이, 출산 가능성, 종양의 크기와 위치에 따른 증상 등을 종합적으로 고려해서 시술한다.

몇 해 전에는 미얀마의 하이푸센터에서 손님이 온 적이 있다. 몇 달 전 미얀마에 하이푸가 처음 들어왔다면서 아직 간암과 췌장암에만 쓰고 있지만 시술 영역을 넓혀보고 싶다며 연수차 찾아왔던 것이다.

이처럼 해외 사례를 살펴봤을 때 하이푸 시술의 적용 범위는 간암과 자궁 부위뿐 아니라 유방암, 췌장암, 담도암 등으로 확대되고 있는 경향이다.

통증관리에도
탁월한 하이푸

하이푸가 치료에 적용되는 사례를 보면 크게 자궁 치료와 암 치료로 나눠볼 수 있다. 자궁 치료에는 자궁근종과 선근증 사례가 많고, 암 치료에는 간암, 췌장암, 담도암, 유방암 사례가 많다. 우리 병원에서는 특히 간 전이암 환자들을 자주 만날 수 있는데, 말기암 환자의 경우에는 하이푸 치료로 통증을 잡을 수 있기 때문에 물어물어 찾아오는 사람들이 많이 있다.

어느 환자는 대학병원에서 자궁 수술을 하기 위해 개복을 했다가 바로 닫고 내가 있는 병원으로 찾아왔다. 근종만 떼어내려고 개복을 했는데 혈류 문제로 너무 피가 많아 물컹거려서 수술을 할 수가 없었다고 한다. 환자는 남편한테 전화도 못 하고 진료실에서 적출을 권유받았다고 하는데, 결혼한 지 얼마 안 됐던 환자는 자궁 적출을 거부

했고 적출하지 않아도 치료가 가능한 곳을 찾아왔다고 했다.

그동안 내가 치료했던 사례들을 분류해 보면 두 환자군(群)으로 나눠볼 수 있는데, 바로 자궁질환 환자들과 암 환자들이다. 그런데 두 환자군은 이미지가 서로 다르다. 자궁질환은 치료를 통해 죽어가던 자궁이 살아나면서 임신이 가능해지고 환자가 다시 피어나는 탄생의 이미지다. 반면에 암은 그와는 정반대다. 더군다나 나에게 찾아오는 환자들은 전이암 환자들이 많기 때문에 삶의 마지막 순간을 떠올리며 불안과 공포를 가슴에 묻어두고 있는 분들이 많다. 자궁과 암은 생명과 죽음이라는 극단적인 반대의 이미지를 떠올리게 하는데, 두 가지를 지난 수년간 함께 접하다 보니 삶과 죽음의 신비에 대해서도 자주 생각하게 된다.

몸에 부담을 주지 않는 것이 최선책

누구나 의사에게 "종양이 있습니다"란 말을 들으면 가슴이 철렁한 심정이 될 것이다. 그러나 자궁의 정상 범주가 반드시 종양이나 근종이 없어야 한다는 것은 아니다. 아주 작은 근종을 포함해 자궁에 뭔가 있을 가능성은 굉장히 크기 때문이다. 작은 크기의 근종이 합병증이나 심각한 증상을 불러일으키지 않는 상태 또한 자궁의 정상 범주에 포함시키는 것이 옳다. 따라서 자궁근종의 치료 목표는 근종을 자궁에서 완전히 박멸시키기 위해 몸에 무리를 주는 것보다는 비침습적 치료로 자궁근종의 크기를 일상생활에 문제없을 정도의 상태로 줄이는 것으로 잡는 것이 바람직하다.

최근 개원가에서 비침습적 치료인 하이푸가 널리 퍼진 것도 같은 맥락일 것이다. 전신마취를 전제로 하는 개복 수술이나 복강경과 달리 절개나 적출, 출혈 없이 치료할 수 있다는 것은 커다란 메리트로 작용할 수밖에 없다. 환자의 신체에 부담을 주지 않고 일상생활로 바로 복귀할 수 있는 것이 특징이기 때문에 더욱 그렇다.

사실 자궁근종은 증상이 없다면 큰 걱정은 하지 않아도 된다. 다만 골반통, 생리과다, 생리불순, 부정출혈, 반복 유산 등의 증세로 고생하고 있다면 반드시 치료하기를 권한다. 자궁근종으로 고생하는 환자의 연령대가 점점 낮아지고 있는 것을 보면 가임기 여성이라면 어느 연령대라도 안심할 수는 없다. 자신의 몸에 적극적인 관심을 갖고 잘 살펴볼 필요가 있다. 다음의 사례와 같이 추적관찰을 하다가 다른 부위에 이상이 발견되는 경우도 종종 있다.

다른 병원에서 난소낭종과 자궁근종을 진단받았다며 30대 중반의 여성이 내원했다. 처음 내원했을 당시 초음파에서 약 2.5cm 난소낭종과 1cm 정도의 자궁근종이 보였다.

난소낭종은 단순 낭종으로 보였기 때문에 주기적으로 관찰하기로 했다. 자궁근종은 크기가 약 1cm 크기로 작은 편이었지만, 자궁근육 내에 있으면서 내막과 인접해 있었다. 이런 경우 크기가 커졌을 때 생리와 관련된 합병증이 발생할 위험이 크다. 따라서 자궁근종 역시 1년에 한 번 추적관찰을 통해 상태를 지켜보기로 했다.

초음파 검사 중 환자에게 다른 부위에 불편한 점이 없는지 물어보니 예전에 수차례 오른쪽 복부에 통증이 있어 배를 움켜잡을 정도로 아팠다고 한다. 그래서 간 초음파를 실시했다. 그 결과 담낭 안에 약 2cm 크기의 담석이 발견되었다. 꽤 큰 크기였다. 예전에 있었던 오른쪽 복부 통증은 아마도 담석과 연관된 것이라고 보고 만성 담낭염으로 진단했다. 수술적 치료도 고려하기 위해 대학병원 담낭센터에 의뢰했다.

담석이란 쉽게 말해 담낭(쓸개)에 생긴 돌이다. 담낭은 간으로부터 만들어진 담즙을 저장하고 있다가 음식물이 십이지장을 통과하는 것에 맞춰 담즙을 십이지장으로 배출하는 기관이다. 간에서 만들어낸 담즙을 담낭 안에서 농축하는데, 이때 결정이 만들어지면 담석이 형성되기도 한다. 담석은 초음파에서 쉽게 발견되기 때문에 진단은 어렵지 않은데, 추가로 CT나 MRI를 하는 경우도 있다. 담석도 증세가 없는 경우에는 추적관찰을 하지만, 이 환자처럼 복부 통증 등의 증세가 있다면 수술을 권해야 하는 경우도 있다.

암 환자의 통증관리에 하이푸

하이푸 치료를 자궁에 적용했을 경우에는 선순환이 이루어진다. 아프던 사람이 통증이 없어지면서 삶의 질을 확보한 생존이 가능해지고, 아이를 못 낳던 사람이 낳을 수 있게 되고, 심지어 피부도 좋아진다. 하이푸 시술로 자궁 치료를 받은 사람들이 소개해서 다른 환자가 병원을 찾아오는 경우도 많다. 대학병원에서 포기한 환자들도 이곳에서는 치료가 가능한 경우가 있다.

그런데 암의 경우에는 대학병원에서 포기하고 나서 너무 늦게 찾아오는 경우가 많았다. 이러면 장기 생존의 기대가 확 떨어진다. 최근에는 너무 늦은 말기 환자 외에도 항암치료를 하는 암 4기 환자가 하이푸를 병행하는 경우가 늘었는데, 그러면 항암치료만 하는 것보다는 결과가 좋았다.

우연히 알게 된 노하우이지만, 하이푸는 통증 조절이 잘 된다. 하이푸로 종양을 괴사시킨 암 환자들의 경우 통증이 굉장히 드라마틱하게 없어지는 사례가 많다. 하이푸 시술을 하기 전에 "제발 기침만 멎게 해주면 더 이상 소원이 없겠습니다"라는 폐암 환자나 "누워서 10분도 잠을 잘 수가 없어요"라는 췌장암 환자들이 하이푸 시술로 통증이 없어지고 고마워하는 사례도 많다. 수명을 연장하는 데는 한계가 있지만 "덕분에 아파하지 않고 편하게 지내다 가셨습니다"라며 환자의 사망 후 감사의 인사를 전하는 보호자들도 많다.

여성암 환자가 전이된 경우에도 하이푸를 적용할 수 있다.

35세의 유방암 간 전이 환자가 찾아왔던 적이 있다. 전신암이라는 별명답게 유방암에서 시작된 암은 폐와 뇌까지 전이됐는데 항암제와 감마나이프(두개골을 절개하지 않고 감마선으로 치료하는 법)로 치료를 받고 폐와 뇌의 암은 줄어들었지만 간으로 전이되면서 손 쓰기 힘든 상태가 된 경우였다. 하이푸로 종양을 없애면서 동맥내 항암치료를 하자 2cm 내외의 암이 3mm 정도로 확 줄어드는 것을 확인할 수 있었다. 간에 다발성 암이 10개 이상 있었던 사람이 거의 안 보일 정도로 줄었기 때문에 성공적인 치료 사례로 꼽힌다.

젊은 여성암 환자를 치료할 때는 많은 고민을 하는데, 환자의 나이가 젊을수록 신진대사가 활발하고 왕성한 호르몬 분비가 이루어지기 때문이다. 신진대사가 활발하다는 것은 암세포 역시 활발히 활동할 수 있는 여건이 된다는 뜻이며, 암세포가 활발히 활동한다는 것은 곧 재발할 위험성도 커진다는 것을 의미한다. 하이푸 시술로 드라마틱하게 암이 줄고 제어되는 듯 보여도 젊은 나이라면 다시 암이 활발해져 몇 번이고 재발이 계속될 가능성이 크다.

암 환자와 보호자들은 삶이 많이 피폐해지면서 심리적으로 흔들리는 경우가 많다. 미국이나 유럽에서는 암 환자 보호자들을 위한 정신과 상담도 보편화되어 있을 정도다.

안타깝게도 실낱같은 희망이라도 붙잡아보려는 암 환자들의 심리를 파고들어 과잉진료를 하는 의료 비즈니스도 많이 있다. 예를 들어 킬레이션 시술이라는 것이 있다. 쉽게 혈관 청소라고 생각하면 되는데, 집게발 같은 것이 혈관 속 중금속을 끌고 콩팥을 통해 배출되게 하는 것이다. 몸의 혈관 노폐물을 빼줄 수 있어서 심혈관계 합병증을 치료하면 좋다는 논리로 나온 시술이다.

문제는 이것을 만병통치약처럼 팔고 있다는 것이다. 세계 2차대전 당시 군함에서 페이트칠을 하던 노동자들이 납중독이 되었는데, 치료 목적으로 킬레이션을 했다고 한다. 나중에 건강검진을 해보니 다른 집단과 비교했을 때 심혈관이 튼튼해졌다고 해서 홍보하기 시작한 것 같다. 조심해야 할 것은 부작용으로 콩팥 기능이 떨어지면서 신부전이 올 수 있다는 것이다.

흔히 '속는 셈 치고 해본다'는 말을 하는데, 그게 가능하려면 도움이 되는 플러스 요인이 없더라도 손해 보는 마이너스 요인 또한 없어야 한다. 일단 해봤는데 몸에 치명적인 장애를 주었다면 결코 그것은 '속는 셈치고' 해볼 수 있는 것이 아니다. 이밖에도 주의해야 할 만병통치약 비슷한 것들이 많기 때문에 암 환자와 보호자들은 주의하면 좋겠다.

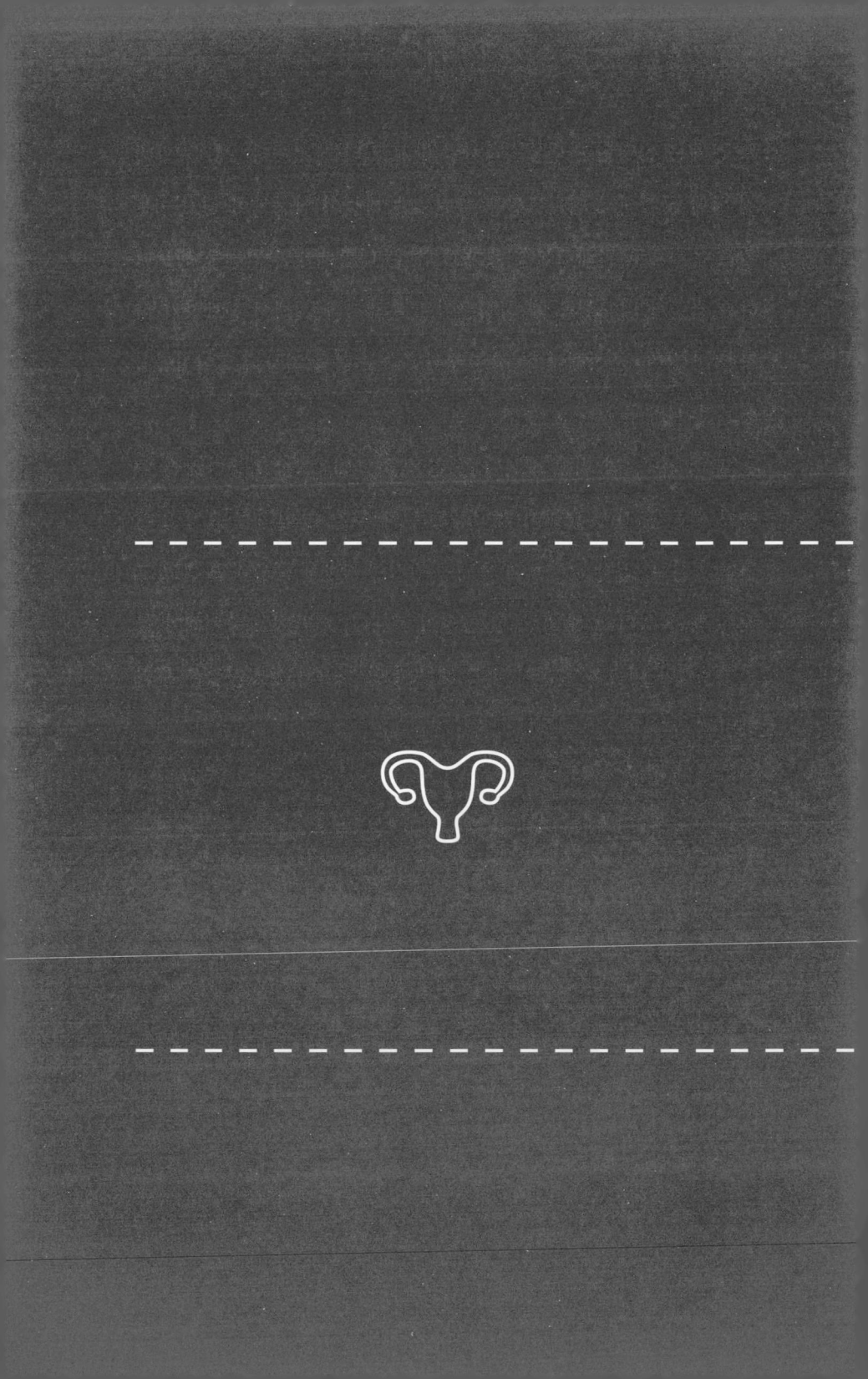

CHAPTER
5

여성질환을
예방하는
필수 건강법

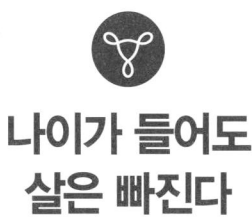

나이가 들어도
살은 빠진다

1999년 하버드 의대에서 실시한 연구에 따르면, 성인이 된 이후로 체중이 10kg 이상 증가한 여성은 흡연 여성보다 신체적 기능이나 활력이 훨씬 감소했다고 한다. 체중이 늘어나기 이전의 몸무게가 어느 정도였는지에 상관없이 성인이 된 후 10kg 이상 늘었다면 몸의 통증도 증가되었다. 반면에 초과된 체중을 줄였을 때 몸의 건강이나 활력은 다시 회복되었다고 한다. 이 연구 결과에 따르면 굳이 마른 체형이 되려고 애쓸 필요까지는 없다. 지금의 몸무게에서 3~5kg만 줄여도, 또는 BMI(체질량) 지수를 1단계만 낮추어도 건강 상태가 크게 향상되고 혈압이 낮아지며 호르몬 균형이 회복된다고 한다.

오히려 너무 마른 상태는 여성 건강에 적신호가 될 수 있으니 주의해야 한다. 2012년 일본 임상스포츠학회 학술집회에서는 올림

픽 선수 등 여성 톱 스포츠 선수들을 대상으로 무월경, 섭식 장애 등에 관한 조사 결과를 발표했다. 그 결과 무월경 7.8%를 포함해 약 40%가 생리 주기에 이상이 있었다고 한다. 특히, 체조, 리듬체조, 피겨스케이트, 마라톤 등에서 무월경이 많았다고 한다. 무월경 증상이 없이 생리가 규칙적으로 지속되려면 체중이 40kg 이상, 체지방률 17% 이상을 유지해야 한다는 설명이다.

무리하지 말고 운동은 꾸준히

다이어트에 관해서라면 나에게도 경험이 있다. 의료계에서 일하다 보면 레지던트일 때 살이 엄청 빠지든지 엄청 찌든지 두 가지 경우로 갈린다. 인턴과 레지던트의 생활은 육체적으로 힘든 데다가 식사를 제대로 챙겨먹을 겨를이 없다 보니까 정크푸드를 많이 먹는다. 제약회사 영업사원들이 갖다놓은 음료수들도 많아서 벌컥벌컥 마시다 보면 그것만으로도 살이 찌는 것은 수순이다. 레지던트 2년차까지는 힘들어서 살이 찌며, 3년차가 되면 당직이 확 줄기 때문에 병원 생활이 적응도 되고 편해지면서 또 살이 찐다. 레지던트 생활을 하면서 살이 쪄서 바지가 안 맞게 되는 사람들이 많은데, 바지를 사러 갈 시간이 없다 보니까 단추를 풀어놓고 다니기도 한다.

내가 레지던트 3년차 때 몸무게가 90kg에 육박했다. 어느 날 계단을 내려가면서 무릎이 아파오는데, 순간 위기감이 들었다. '와 이건 아니다' 싶은 생각이 들었고 근처의 체육관에 등록을 하고 운동을 시작했다. 식이요법을 같이 하면서 운동을 하면 금세 살이 빠졌을 텐데 먹는 걸 줄여가면서까지 살을 빼고 싶지는 않았다. 게다가 병원 생활을 하면서 식이요법을 위해 먹는 걸 조절한다는 건 불가능에 가까운 일이었다. 보통 수술방 휴게실에서 식사를 했는데, 인턴이 넣어주는 만두나 김밥을 주로 먹는다. 간편하게 먹을 수 있는 것이 그런 것들밖에 없기 때문이다.

그런데 운동만으로 살을 빼려면 인내력이 필요하다. 먹는 것은 그대로면서 살이 빠지려면 그만큼 운동량은 올라가야 하는 것이다. 처음에 운동을 시작하면서는 입에서 단내가 날 정도였는데 한 달쯤 지나니까 적응이 되면서 괜찮아졌다. 그때 나는 아직 30대 초반이었는데 6개월을 꾸준히 운동한 후에야 살이 빠지기 시작했다. 이후로 군대를 가면서 살이 더 왕창 빠졌다.

나중에 개원의가 되고 난 후에 한 번 더 운동의 힘을 경험한 적이 있다. 당시에는 청담동으로 출근을 할 때인데 매일 강남역에서 청담역까지 웬만하면 걸어다녔다. 이것도 처음에는 안 빠지더니 1년을 꾸준히 했더니 조금씩 빠지기 시작하다가 결국에는 살이 아주 많이 빠졌다. 걷기의 위력을 실감한 것이다.

최근의 운동법에서는 근육운동을 반드시 포함할 것을 권하는 의견이 많다. 근육량 자체를 늘리고 보존하는 것이 중요하다는 것이다. 그리고 너무 심한 운동은 권하지 않는다. 나이가 40대를 넘어가거나

지병이 있다면 운동 중에 수분을 조금씩 자주 먹기를 권한다. 탈수가
되면 피가 끈적끈적해져서 심장이나 고혈압 관련 사고가 날 수 있기
때문이다.

에스트로겐 균형을 맞추는 체지방 관리

여성질환은 에스트로겐 불균형이 원인으로 꼽히는 경우가 많다.
에스트로겐은 주로 난소에서 형성되지만 지방세포에서도 에스트로
겐이 체내변환을 통해 생성된다. 그래서 체지방이 많은 경우 에스트
로겐의 영향으로 자궁근종 빈도도 올라간다. 대개 BMI지수 24 이상
인 경우 자궁근종 발생 빈도가 올라간다고 말한다.

BMI 지수는 체질량지수(Body Mass Index)라고 하는데 인간의 비만
도를 체중과 키의 관계로 계산한 것이다. 일반인들이 간편하게 체중
관리를 할 수 있다는 점에서 널리 활용되고 있는 중이다. 만약 키가
1m 70cm, 체중이 60kg이라면 BMI 지수는 다음과 같이 계산한다.

$$BMI = 60_{(kg)} / 1.7 \times .1.7_{(m)}$$

따라서 BMI는 약 20.76이다. 세계보건기구(WHO)가 정한 바에 따
르면 BMI 25가 넘어가면 과체중, 30이 넘어가면 비만으로 평가한다.
다만, 대한비만학회에서는 아시아인의 특성을 감안해 정상 범위를

18.5~22.9로 두고 있다. 23~24.9라면 과체중, 25~30을 경도 비만, 30~35를 중등도 비만, 35 이상을 고도 비만으로 간주한다.

그런데 BMI 지수를 정확한 비만도 측정법이라고 보기에는 부정확하다는 지적이 있다. 체지방률을 기준으로 하는 것이 아니라 키와 몸무게만 가지고 판단하는 것이기 때문이다. 근육은 같은 부피의 지방보다 무겁기 때문에 근육은 없고 지방이 많은 사람보다 지방은 적고 근육이 많은 사람이 BMI가 더 높을 수 있다. 남녀 차이도 고려되지 않는다. 지방은 적고 근육이 많은 남성이 근육이 없고 지방이 많은 여성보다 미용적으로 훨씬 적절함에도 불구하고 BMI 지수는 더 높게 나올 수 있다. 이른바 '마른 비만'을 가려낼 수 없다는 것도 문제로 지적되고 있다.

이와 관련해 일본에서 발표된 논문 중에 흥미로운 내용을 담고 있는 것을 본 적이 있다. BMI 지수 24 미만의 정상 체중인 사람들도 체지방이 많거나 상체에 지방이 많은 경우 자궁근종 위험이 올라간다는 것이다. 단순히 몸무게만의 문제가 아니라 지방세포 자체가 중요하며, 특히 상체 비만이 자궁근종의 위험 요소로 꼽히고 있다. 최근에는 기초대사량을 높여야 살이 찌지 않는 체형을 유지할 수 있다는 면에서 근력운동의 중요성이 강조되고 있다. 나이가 들수록 근육량이 줄어든다는 사실을 감안하면 근력운동은 그만큼 더 중요하다.

크리스티안 노스럽은 『폐경기 여성의 몸 여성의 지혜』에서 폐경과 관련해서 호르몬 변화가 오면 건강의 적신호인 복부비만이 올 수 있다고 지적한다. 복부의 지방세포는 엉덩이나 허벅지의 지방세포보다 신진대사가 활발하기 때문에 상대적으로 더 위험하다는 것이다. 복부지방은 우리 몸이 일정한 혈당량을 유지하기 위해 인슐린을 갈수록 많이 분비하는 '인슐린 저항'이라는 상태를 유발할 위험도 있다.

최근에는 가까운 병원에 가면 키, 몸무게, 체지방률이 함께 나오는 체중계를 구비해 놓고 있어서 체지방률을 쉽게 잴 수 있다. 체지방률 20~28%라면 BMI(체질량) 지수가 25 이상이어도 괜찮다. 지방은 적고 근육이 발달한 경우이기 때문이다.

복부비만 간편 자가진단

마른 듯 보여도 복부지방이 많은 체형이라면 안심하기 힘들다. 복부비만은 성인병으로 간주될 정도로 좋지 않다. 배가 나온 것은 단순 비만일 수도 있지만 어딘가 질환이 있지 않을까 의심해 볼 만한 상황이다. 복부비만은 동맥경화, 심근경색, 뇌출혈, 뇌졸중 등 심혈관 계통의 장애나 당뇨의 원인이 된다. 또 변비나 자궁근종, 난소낭종 등의 질환으로 발전할 가능성도 있다.

단순한 복부비만인 줄 알았다가 자궁근종이나 자궁선근증 등의 진단을 받는 여성들 사례도 늘고 있다. 자궁근종은 35세 이상 여성 2명 중 1명이 갖고 있을 정도로 자궁에서 가장 흔하게 발생하는 양성

종양이다. 난소에 물혹이 생기는 난소낭종 역시 흔한 질환이다.

어떤 여성은 10cm 정도의 큰 자궁근종이 있었으나 뱃살의 두께가 4cm가 넘어서 전혀 모르고 있다가 뒤늦게 발견하고 낭패를 본 경우도 있었다. 자궁근종이나 선근증일 경우 생리통으로 자각 증상이 오기도 하는데 누구나 흔히 가지고 있는 단순 생리통이라고 생각해 지나치기도 한다. 자궁질환으로 인해 배가 나왔는데도 나잇살로 치부하고 넘겨버릴 위험성도 크다.

복부비만을 측정하기 위해서 병원이나 검진센터에 가서 체지방 검사를 받으면 더욱 정확하겠지만, 집에서 할 수 있는 가장 일반적인 방법은 줄자로 허리 사이즈를 재보는 것이다.

뱃살이 비만을 넘어 건강에 나쁜 영향을 끼치는 가장 보편적인 예는 변비다. 변비는 여성호르몬의 영향으로 인해 여성들에게 많이 나타나는 증상인데, 지나친 다이어트와 운동부족, 과도한 스트레스 등도 변비를 유발하는 원인이다. 변비에 걸리면 장의 운동능력을 떨어뜨려 몸의 전반적인 컨디션을 저하시킨다. 결국 변비는 다시 복부비만으로 이어지고 여드름이나 뽀루지 같은 피부질환을 유발할 수도 있다. 채소, 과일 위주의 규칙적인 식습관, 하루 30분 이상의 간단한 운동 등이 변비 해소에 도움이 된다.

여성의 경우 BMI 지수를 보완하는 수치로, 크리스티안 노스럽은 허리와 엉덩이 비율을 제시했다. 질병에 노출될 위험을 가장 빨리 파악할 수 있는 지표라고 한다. 엉덩이의 가장 불룩한 부분와 허리의 가장 잘록한 부분의 치수를 재서 허리 치수를 엉덩이 치수로 나눈다. 그 숫자가 0.8 이하면 건강하다고 할 수 있다. '허리/엉덩이' 비율로서 가장 이상적인 숫자는 0.74라고 한다. 이 비율이 0.85 이상이면 심장 질환, 유방암, 자궁암, 당뇨, 고혈압, 관절염, 요실금, 다낭성 난소, 뇌졸중, 담석증, 수면 무호흡증 등에 걸릴 위험이 높아진다고 한다.

암 예방을 위한 염증관리

최근 만성염증이 여러 암에서 발암 원인 중 하나로 지목되고 있다. 염증을 잘 관리하는 것이 앞으로는 중요한 건강 이슈가 될 것이다. 지방과 단 음식은 염증 반응을 일으킨다고 알려져 있다. 지방 세포가 많아졌을 때 단것을 많이 먹으면 염증 반응이 생긴다는 것이다. 최근 비만과 암에 대해 상관관계를 연구하는 논문이 많은데, 염증관리란 결국 체중관리, 비만관리가 된다.

암 생존자의 2차 암 예방과 건강관리에서도 식습관은 매우 신경써야 하는 대목이다. 복부비만의 가장 큰 원인은 과식이나 폭식, 결식 등의 식습관과 고칼로리 인스턴트 식품 위주의 식단이다. 따라서 이런 식습관과는 이제 이별을 고해야 한다. 건강한 식사는 건강관리의 기본이 된다. 모든 영양소의 음식으로 균형 잡힌 식사, 과하지도 부족하지도 않은 적당한 양의 식사, 매일 다양한 식재료로 구성된 식사를 하는 것이 기본 원칙이다.

매일 곡류는 2~4차례, 고기, 생선, 콩류는 3~4차례, 채소류는 매 끼니 2가지 이상을 섭취하는 것이 좋다. 1일 5가지 이상의 채소로 빨 강, 노랑, 녹색, 보라, 흰색 등 5가지 색깔을 고려해 선택하는 것도 도 움이 된다. 조리 시 가능하면 참기름과 들기름을 사용하고, 튀김보다 는 볶음과 구이, 무침 요리법을 사용하면 좋다. 기름이 많은 육류, 중 국식 요리, 라면, 튀김, 패스트푸드의 섭취를 줄이고 견과류 역시 적 당한 양으로 먹는 것이 좋다. 매일 우유나 유제품은 2잔을 넘기지 않 고, 과일류는 1~2개 정도를 넘기지 않는다. 그리고 과일은 즙으로 마 실 경우 당질의 흡수가 빨라지므로 주의하는 것이 좋다.

최근에는 비타민 C가 암 발생 위험을 감소시키는 것은 아니라 는 의견이 많아서 주의가 필요하다. 방사선·항암치료 중에 산화물 질을 억제하는 강한 항산화 주사를 병행하면 항암치료 효과를 차단 시켜 버릴 수 있다는 의견이 나오고 있다. 방사선·항암치료 중인 암 환자에게 고용량 비타민 C를 보조적인 치료로 사용할 때는 주의해야 한다. 일부 비타민 보충제는 오히려 암 발생 위험을 증가시킨다는 의 견도 있다. 가능하면 신선 식품 상태인 음식으로 비타민 C를 섭취하 는 것이 좋다.

음식 섭취량이 적절한 양인지 여부는 체중 변화로 체크할 수 있다. 지속적으로 체중이 증가한다면 음식 섭취량이나 식사 구성을 살펴보고 일정한 체중을 유지할 수 있는 정도로 섭취량을 조절해야 한다.

암 생존자의 건강관리에는 운동도 매우 중요한데, 운동은 심폐 기능을 향상시키고 심장과 혈관질환, 당뇨, 골다공증을 예방한다. 뼈와 근육을 강화하고 스트레스나 우울증을 줄여주며, 면역 기능을 향상시켜 2차 암 예방에도 효과적이다.

암 생존자들은 중등도 강도 이상의 운동을 하루 30분 이상, 일주일 5차례 이상 하도록 권한다. 체력이 저하되어 있기 때문에 심장과 폐 기능을 증진시키기 위해 유산소 운동을 포함시키고, 조깅보다는 빠르게 걷기나 자전거 타기 등을 추천한다. 한 번에 30분이 어렵다면 10분씩 3번 하거나 점진적으로 10분씩 늘려가는 방법을 쓰는 것도 좋다. 무엇보다 꾸준히 습관으로 가져가는 것이 가장 중요하다.

자궁질환에
좋은 음식, 나쁜 음식

여성의 경우 만성피로가 있으면 자궁근종과 같은 자궁질환이 있을 확률이 높다. 자궁근종은 직접적으로는 물론 간접적으로도 만성피로에 영향을 줄 수 있다. 항상 피곤하고 잠을 자도 개운하지 않다면, 또 생리가 불규칙적이고 생리통이 심하거나 요통이나 아랫배가 묵직한 느낌이 든다면, 자궁근종 때문에 만성피로가 생기지 않았는지 의심해 볼 필요가 있다.

여성질환 환자 수가 증가하는 원인으로는 무리한 다이어트, 하이힐 착용, 과로, 스트레스, 육류 섭취의 증가 등이 꼽힌다. 여성질환은 발병 위치나 특성에 따라 증상이 나타나지 않는 경우도 있기 때문에 평소에 정기적인 검진을 통해 혹시 모를 위험에 대비하는 것이 바람직하다.

자궁근종이 발생하면 가장 보편적으로 나타나는 변화는 생리통이나 생리불순이다. 특히 아랫배가 빠질 것 같다거나 허리가 끊어질 듯 아픈 통증으로 신경이 예민해지면 극심한 스트레스가 뒤따라오기도 한다. 이로 인해 만성피로가 발생할 수 있으며, 심한 경우 의욕 저하나 우울증을 느끼는 여성도 어렵지 않게 볼 수 있다.

예를 들어 자궁근종의 크기가 커지거나 근종의 위치가 좋지 않다면 근종이 자궁 내막을 압박해서 출혈량이 증가하고 체내의 혈액 상태를 부족하게 만들어 빈혈을 일으킬 수 있다.

스스로 스트레스를 조절할 수 있다면 자궁근종이나 만성피로에 도움이 된다. 하루 30분 정도의 운동으로 도움이 될 수 있다. 수영은 차고 습해서 자궁과 골반 내 순환을 저해하기 때문에 자궁에는 좋지 않다. 그보다는 가벼운 유산소 운동이 적절하다. 무기력감에 의욕도 생기지 않는 등 만성피로로 고민하고 있는 여성이라면 그 원인이 자궁에 있을지도 모를 일이다.

자궁질환에 나쁜 음식

에스트로겐이 자궁근종의 발생에 영향을 미친다는 것은 잘 알려져 있다. 임신을 하면 체내 주요 여성 호르몬이 에스트로겐에서 프로게스테론으로 바뀌기 때문에, 임신 기간 동안은 에스트로겐의 영향으로부터 보호를 받는다. 그래서인지 아이를 셋 이상 낳은 여성의 경우 자궁근종 발생이 50~90% 줄어든다고 한다.

반면 피임약을 장기 복용할 때에는 자궁근종의 발생 빈도가 높아진다는 연구 결과가 있다. 피임약을 복용하는 환자들의 경우 자주 병원을 방문하기 때문에 자궁근종의 발견이 많아진다는 반론도 있기는 하다. 폐경기 호르몬 보충요법의 경우에도 마찬가지다. 호르몬 보충약을 먹는 경우 자궁근종 빈도가 올라가지만, 이 경우에도 1년에 한번 정기적으로 초음파 검사를 하기 때문에 발견 빈도가 올라간다는 점도 무시할 수는 없다.

자궁근종이나 선근증을 예방하기 위해서도, 치료 후에 회복이나 재발 방지를 위해서도 식생활은 조심하는 것이 좋다. 세계보건기구가 발표한 세계 10대 불량음식을 소개한다. 다음의 열 가지를 즐겨먹던 사람이라면 섭취량을 대폭 줄이든가 끊는 것도 고려해야 할 것이다.

첫째, 소금에 절인 식품은 많이 섭취하면 고혈압을 부른다. 신장에 큰 부담을 주며, 후두암을 일으킬 수 있다. 소금기가 지나치게 많은 음식은 대장암 발병률을 높이며 점막이 쉽게 헐거나 염증이 생긴다.

둘째, 기름에 튀긴 식품은 심혈관 질병을 일으키는 원인으로 발암물질도 포함하고 있다. 또한 비타민을 파괴하고 단백질을 변형시킨다. 장내 세균의 균형을 깨뜨려 면역 체계에 악영향을 줄 수 있고, 심혈관 질환을 일으키는 원인이 된다.

셋째, 가공한 육류는 발암물질 중 하나인 아질산염과 방부제를 대량 포함하고 있으며 간에 큰 부담을 준다.

넷째, 과자류는 식용향료와 색소를 대량 포함하고 있어 간 기능에 부담을 준다. 심하면 비타민을 파괴하기도 한다. 열량이 높은 반면 다른 영양 성분은 부족하기 때문에 좋은 식품이 아니다. 더군다나 대량생산되는 과자들은 상당한 양의 설탕이나 당류, 팜유나 경화유지가 섞인 가공버터가 사용되기 때문에 고탄수화물 고나트륨 고지방 형태의 음식이라 좋지 않다.

다섯째, 인스턴트 식품은 염분이 매우 높고 방부제와 식용향료 등이 들어 있어 간에 손상을 입힐 수 있다. 고열량이지만 정작 중요한 영양 성분은 가지고 있지 않다.

여섯째, 탄산음료에 들어 있는 인산, 탄산은 몸속의 철분, 칼슘 성분을 소변으로 체외 배출시킨다. 당도가 매우 높은데도 흡수한 당을 에너지로 변환하는 무기질, 비타민 등의 영양 성분이 없다. 몸속 비타민을 빼앗기 때문에 졸음이 오고 입맛이 없어진다.

일곱째, 통조림 식품은 생선, 육류, 과일류를 모두 포함하지만, 비타민을 파괴하고 단백질을 변질시킨다. 열량이 매우 높지만, 기타 영양 성분은 낮은데, 통조림 가공 과정에서 열처리를 하기 때문이다.

여덟째, 소금이나 설탕에 절여 가공한 과일도 불량음식에 포함된다. 대표적 발암물질인 아질산염을 포함하고 있다. 염분이 높고 방부제, 향료 등을 포함하고 있어 간에 부담을 준다.

아홉째, 냉동 간식류는 불량식품이다. 아이스크림 같은 단것은 쉽게 비만이 될 수 있고 당도가 너무 높아서 식사에 영향을 준다. 특히

자궁, 칼 대지 않고 수술합니다

설탕 성분이 대장 내 박테리아의 발효를 초래해 장내 세균 균형을 깨뜨릴 수 있다.

마지막으로 숯불구이류도 좋지 않다. 불에 직접 구운 닭다리 한 개는 담배 60개비와 같은 독성을 가졌다. 간이나 심장에 부담을 가중시킨다. 고온에 바싹 익힌 고기를 먹은 사람은 낮은 온도에서 덜 익힌 고기를 먹은 사람보다 대장 속 DNA 손상이 심하다.

자궁 질환에 좋은 음식

"자궁근종에 좋은 음식이 있나요? 아니면 피해야 할 음식은요?"라는 질문을 참 많이 듣는다. 한의사들의 경우 권하거나 금기시하는 음식에 대해 개인마다 차이가 있기는 하지만, 어혈을 풀어주는 음식, 예를 들면 해조류나 견과류 같은 음식이 좋고 피를 탁하게 하는 설탕과 밀가루가 많이 들어간 음식을 피하라고 하는 경우가 많다.

의학적으로는 음식과 자궁근종에 대해 연구한 논문이 많지 않지만 1999년에 발표된 이탈리아 논문이 있다. 이 논문에 따르면 자궁근종에 좋은 음식과 안 좋은 음식은 다음과 같다. 우리가 아는 일반적인 상식과 큰 차이는 없다.

첫째, 붉은 육류를 자주 섭취하면 자궁근종 발생 위험도가 70% 이상 증가한다. 닭, 오리보다는 소, 돼지가 자궁근종에 안 좋은 음식이다.

둘째, 녹색 채소들은 자궁근종 발생 위험도를 50% 낮춘다. 매일 다량 섭취하기 위해 과일과 같이 갈아먹는 것도 좋은 방법이다. 대체 의학 치료를 하는 분들은 항암을 목적으로 매일 1,000CC를 먹기도 한다. 예방 차원에서 건강 목적으로 먹을 때는 500CC를 권한다. 다 이어트 겸해서 하는 식이요법으로 하루 세끼 식사 전에 과일야채주스 200CC 한 잔을 먼저 먹고 식사를 시작하는 방법도 있다. 과식을 방지할 수 있는 데다가 고기를 끊기 힘든 사람들은 야채로 인한 상쇄 효과를 볼 수도 있다. 한번 도전해 보자.

셋째, 과일은 자궁근종 발생 위험도를 20% 낮춘다. 과일의 피토케미컬이 좋은 역할을 하는 것으로 보인다. 지방세포를 축적시키는 탄수화물과 포화지방이 많은 음식들을 보면 값싸고 간편하게 준비해서 먹을 수 있는 메뉴들이 많다. 예를 들어 나물 반찬은 의외로 만들기 까다롭고 번거롭지만, 설탕과 가공버터가 들어간 빵은 시간에 쫓기는 현대인들이 간식처럼 간편하게 한 끼를 때우기에 좋은 식품

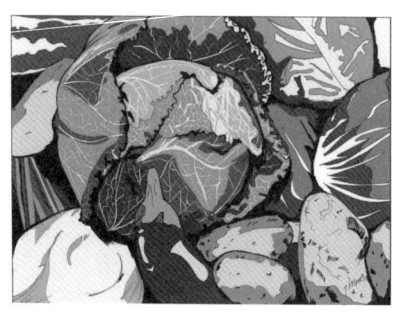
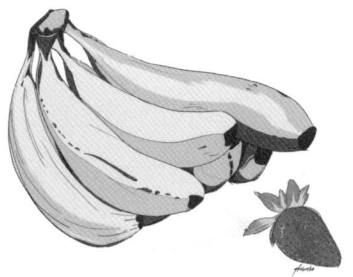

〈그림 16〉 자궁질환에 좋은 음식, 야채와 과일

이다. 현대인의 식생활에 관한 문제는 이 부분에 있지 않을까 싶다.

하이푸 시술 후에 많은 여성분들이 조심스럽게 "커피 마셔도 돼요?" 물어보는 경우가 많다. 아마도 커피를 좋아하는 여성분들이 많아서 자연스럽게 질문도 많이 나오는 것 같다. 의학적으로는 커피와 자궁근종 발생의 상관관계에 대해 발표한 논문은 없는 것으로 알고 있다.

그러나 한의학 쪽에서는 커피의 카페인이 하복부 혈액순환에 장애를 줘 근종이 잘 생긴다고 말하는 경우도 있다. 예전에 자궁만 전문으로 보는 한의원 원장에게 물어본 적이 있다. 그분 말씀으로는 "커피 카페인은 몸에 안 좋고 녹차 카페인은 몸에 좋다"고 했다. 잘 이해되지는 않았지만 아마 커피는 볶으면서 탄화 과정을 거치기 때문에 몸에 좋지 않은 부산물이 나올 수 있기 때문이 아닐까 싶다.

나의 의견으로는 커피와 자궁근종의 상관관계가 밝혀진 것이 없기 때문에 커피를 마시면서 과도한 걱정을 할 필요는 없다고 본다. 사실 나는 커피를 좋아한다. 개원할 때도 전문업소 수준의 커피머신을 병원에 설치했고, 원두도 유명한 수입업체에서 공급받고 있다. 스웨덴의 통계에서 보면 우리나라와 달리 초음파로 자궁근종이 발견된 비율은 5.4%밖에 되지 않았는데, 스웨덴은 세계에서 커피를 두 번째로 많이 마시는 나라다(1위는 같은 북유럽인 핀란드). 그래서 나는 하이푸 시술 후 환자들에게 "자궁근종이 잘 치료되었으니까 커피 마음껏 드셔도 됩니다"라고 이야기하곤 한다.

몸을 따뜻하게 하는 차

자궁근종 치료를 받은 후에는 몸을 따뜻하게 하는 후속조치를 하면 좋다. 여름에 에어컨에 심하게 노출되었을 때 쌀쌀한 겨울철 날씨에 몸의 온기를 잃지 않으려면 몸을 따뜻하게 하는 차를 마시면 좋다. 생강차, 대추차, 계피차, 말린쑥차 등을 추천한다.

몸을 따뜻하게 해주는 대표적인 차로 생강차를 흔히 꼽는데, 생강은 혈액순환에 좋은 식품이다. 혈액을 잘 돌게 하여 우리 몸의 온기를 보호해 주는 역할을 한다. 다만 임산부의 경우에는 생강의 섭취에 주의해야 한다. 입덧 증세를 줄여주는 효과가 있는 반면, 맵고 자극적이기 때문에 너무 많이 섭취하면 안 된다.

대추차는 면역력을 높여주고 겨울철 감기 예방에도 탁월하다. 또 비타민 C가 풍부해서 피로회복에 좋아 쉽게 잠들지 못하는 분이 마시면 좋다. 항산화 효과가 우수한 쇼가올(shogaols), 항균 효과가 탁월한 진저롤(gingerol) 성분이 풍부한 계피는 생강과 마찬가지로 몸의 혈액순환을 원활하게 해준다. 진저롤과 쇼가올은 몸의 찬 기운을 물리치고 몸을 따뜻하게 해준다.

또 말린 쑥으로 차를 끓여먹으면 특히 여성에게 좋다. 냉증과 생리통을 완화하는 데도 효과가 아주 좋다. 쑥은 자궁의 어혈을 풀어주고 자궁과 관련된 여러 증상을 완화해 주기 때문이다.

자궁근종과 생활습관

자궁근종은 매우 흔한 양성종양이다. 그러나 정확한 유병률을 알기가 힘들다. 왜냐하면 정기적으로 병원을 방문하지 않는 사람이 상당히 많기 때문이다. 통상적으로는 40대 이상에 40% 이상의 확률로 자궁근종이 있다고 얘기한다. 질초음파만을 대상으로 한 자료에서는 62%가 나왔다는 연구도 있다. 적출된 자궁을 토대로 조직검사를 해본 결과로는 77%에서 자궁근종이 나왔다는 보고도 있다. 검사가 정밀할수록 근종이 발견될 확률은 꽤 높아진다.

그런데 자궁근종이 발생하는 양상을 보면 국가와 인종별로 차이가 있다. 흑인이 백인보다 더 많이 생기고 더 일찍 생긴다. 동양인과 히스패닉계는 백인과 양상이 비슷하다. 그런데 특이한 것이 스웨덴 여자 335명을 대상으로 한 초음파에서 자궁근종이 5.4%밖에 발견되지 않은 것이다. 또한 일본의 경우 우리나라와 유전적으로 비슷하다고 여기는 것이 일반적이지만 11,258명을 대상으로 한 연구 결과에서 10.1%밖에 발견되지 않았다. 이 연구를 보고 나는 식생활이나 체형과 관련 있을 수 있다는 생각을 해봤다. 일본에 거주하는 지인이 오랜만에 한국에 와서 찜질방을 다녀온 소감을 얘기하는데, 일본 여자들은 배가 평평한데 한국 여자들은 배가 볼록볼록하다고 말했던 기억도 났다.

담배를 피우면 체내에 에스트로겐이 부족하기 쉽다. 흡연자들은 에스트로겐 부족으로 인해 골다공증이 잘 생기고 비교적 일찍 폐경이 되는데, 역설적으로 에스트로겐 영향으로 생기는 자궁내막암의 빈도를 낮춰준다. 이론적으로는 담배를 많이 피우면 자궁내막암의 경우처럼 자궁근종도 발생 빈도가 낮아질 것 같은데, 꼭 그렇지만은 않은 것 같다. 어떤 논문에서는 자궁근종 빈도를 낮춘다고 하고 어떤 논문에서는 오히려 빈도를 높인다고 하기 때문이다.

개인적인 추측으로는 담배가 에스트로겐 부족 상태를 만들고 혈액 순환도 안 좋게 하기 때문에 자궁근종 발생을 낮추는 경우도 있긴 하지만, 어쨌거나 몸을 안 좋게 만드는 것만은 분명한 것 같다. 자궁근종을 피하자고 흡연을 시작해서 폐암이나 간암의 비율을 높일 수는 없는 노릇이다.

에스트로겐의 원료인 지방, 가려서 먹어라

태국의 논문에서는 가족력이 있는 경우 자궁근종 발생이 3.5배 증가한다고 한다. 미국의 볼티모어에서 실시한 연구에 따르면, 엄마가 자궁근종으로 수술받은 경우 딸에게 자궁근종이 생길 위험도가 50% 증가한다. 발생 위험도에서 수치는 차이가 나지만 자궁근종 발생이 가족력과 강한 상관관계가 있는 것만은 틀림없어 보인다.

러시아에서는 쌍둥이들을 상대로 조사한 결과 한 명이 자궁근종이 있으면 다른 한 명도 자궁근종 발생 위험도가 2배 증가한다고 했다. 자궁근종은 유전적 영향이 있다고 보기 때문에 만일 본인이 자궁근종으로 치료를 받았다면 딸의 나이가 20세가 넘어가면 1년에 한 번은 꼭 초음파를 보게 하는 것이 좋다.

자궁과 골반 내 염증이 자궁근종 발생을 증가시킨다는 연구 결과도 있다. 예를 들면 피임과 기타 치료 목적으로 자궁 내 삽입 장치를 넣는 경우 자궁 내막에 염증 반응이 생겨 자궁근종 발생률을 높인다는 결과가 나와 있다. 또한 골반 내 염증 질환도 자궁근종의 발생 가능성을 높일 수 있다고 한다.

자궁의 문제를 비롯해 많은 여성질환에서 에스트로겐 불균형이 원인으로 지목되는데, 과도하게 생성되는 것도 좋지 않지만 모자란 것도 좋지 않다. 다이어트를 위해서 저지방식을 권하는 경우도 있지만 꼭 알아야 할 것은 지방에도 좋은 것과 나쁜 것이 있다는 사실이다. 여성호르몬의 원료인 콜레스테롤에도 나쁜 콜레스테롤(LDL, 저밀도지질단백질)과 좋은 콜레스테롤(HDL, 고밀도지질단백질)이 있다. 지단백이 형성될 때 단백질 비율이 낮으면 나쁜 콜레스테롤이라고 부른다.

좋은 지방을 먹으려면 포화지방 함유량이 높은 동물성 지방보다 필수지방 함유량이 높은 식물성 지방을 권하고 싶다. 올리브유, 아보카도, 들기름 같은 식물성 지방 위주로 섭취하는 것이 바람직하다. 식료품을 사러 갔을 때 식품성분표시를 반드시 확인해 보고 구매하는 습관이 있으면 좋다. 지방의 경우 100g당 지방 함유량과 함께 세부항목으로 포화지방, 트랜스지방의 함유 비율이 표기되어 있을 것이다.

포화지방은 체내에서 LDL 수치를 높이기 때문에 인체에 유해한

지방으로 인식돼 있는데, 트랜스지방은 LDL을 높임과 동시에 HDL의 수치까지 낮추는 성질을 가지기 때문에 논란이 되고 있다. 식품 성분표시를 봤을 때 '트랜스지방 0'이라고 되어 있다면 그 식품은 실제로는 트랜스지방이 들어 있는 것이라고 생각하는 것이 맞다. 현행 식품표시 관련 규정상 트랜스지방 함량이 1회 섭취량 기준 0.5g 이하일 때는 실제 함유량을 표시하지 않고 '0'이라고 표시할 수 있기 때문이다. 표기된 대로 트랜스지방이 없다는 것이 아니라 0.5g을 넘지 않는다는 뜻일 뿐이다.

세계보건기구는 1일 트랜스지방 권장량을 섭취 칼로리의 1% 이하로 제한하고 있는데, 만약 2000kcal를 먹는 성인이라면 1일 2.2g을 넘지 않아야 한다. '트랜스지방 0'으로 표기된 제품이라도 여러 개를 먹다 보면 얼마든지 제한량을 넘길 수 있다. 게다가 제품군마다 1회 섭취량이 다르기 때문에 소비자 개인이 하루 중 자신이 먹는 트랜스지방의 양을 일일이 계산하기란 어려운 일이다.

체지방의 축적을 피하려면 식사 전에 야채를 먼저 먹는 식사법을 시도해 보기 바란다. 혈당치를 쉽게 올리지 않는 저GI(혈당치) 식품을 주식으로 선택하는 것도 팁이다. 비만과 대사증후군을 해소하는 것으로 주목받는 식재료 중 하나로 토마토가 있다. 비타민, 미네랄이 풍부한 야채를 매끼 식사마다 챙겨먹는 것이 비만과 여성질환을 위해서는 좋은 식습관이 될 것이다. 흔히 귀찮아서 비타민제로 먹는다는 사람도 있지만, 음식을 통해서 먹는 것과는 또 다르다.

앞에서 붉은 고기를 적게 먹는 것이 좋다고 얘기했지만 완벽한 채식주의자가 되는 것도 바람직한 것은 아니다. 근육량은 기초대사량과도 연결되기 때문이다. 체중과 생활방식에 따라 다르겠지만 육류와 생선을 최소 1주에 100g은 섭취해야 한다. 보통은 하루 30g 정도가 적절하다고 한다.

붉은 고기에 대한 대안으로 생선과 해조류도 좋을 것이다. 요오드 성분이 풍부한 해조류는 암세포를 제거하는 것은 물론 다른 장기로 전이가 이루어지는 것을 막아주는 고마운 항암식품이다. 해조류와 어패류에는 요오드가 풍부하게 들어 있는데, 대표적으로 다시마, 미역, 고등어, 갈치가 있다. 다만 갑상선암 환자는 주의가 필요하다. 갑상선 암세포는 요오드를 먹이로 하기 때문에 방사선치료를 할 때 무요오드 식사를 해서 숨어 있는 갑상선암 세포를 찾아내기도 한다.

정복되지 않은 암을
피하는 법

한국인의 사망 원인 1순위는 암이다. 이전에는 불치병으로 알려져 있던 병이지만, 이제 의학 기술이 발달해 조기 발견과 적절한 치료가 이뤄진다면 생존이 가능한 질환이라고 인식되고 있다. 암을 정복하겠다고 하기보다 달래면서 평생 안고 가는 전략이라면 극복할 수 있다는 인식이 퍼지고 있기 때문이다. 그러나 아직 여전히 치료 과정이 힘든 것도 사실이기 때문에 '암도 고칠 수 있으니까'라고 생각하기보다 암이 생기기 전에 미리 예방하는 것이 현명한 선택이다.

암을 예방하려면 우리는 생활습관부터 점검해 봐야 하는데, 기본적으로 3가지 측면에서 살펴보면 된다. 그 첫째는 식습관 개선이다. 지금까지 알려진 바로 암 발생 원인 중 영양과 식습관이 차지하는 비율은 약 20~30% 정도로 적지 않은 비중을 차지한다. 우리가 식습관

자궁, 칼 대지 않고 수술합니다

에 주목해야 하는 또 다른 이유는 조금만 의식하면 가장 손쉽게 바꿀 수 있기 때문이다. 식습관은 암을 예방하는 제1의 생활수칙이 된다. 평상시 채소와 과일을 충분히 섭취해 항산화 영양소를 흡수하고 면역력 향상을 돕는 것이 좋다. 또 짠 음식과 탄 음식을 많이 먹으면 위암 등의 소화기 암이 발생할 수 있으므로, 피하는 것이 좋다.

암을 예방하기 위해서는 평소 건강한 신체 상태를 유지해야 하는데, 이를 위해 가장 좋은 것은 '충분한 운동을 하는 습관'이다. 규칙적인 신체활동을 하면 체내 순환이 원활해져서 발암물질의 체내 잔류 시간을 줄이고 밖으로 배출할 수 있다. 이로써 각종 암 관련 위험 요인을 감소하는 데 도움이 된다. 따라서 적정 체중을 유지하고 하루 30분 이상 땀이 나는 정도의 가벼운 운동을 해주는 것이 좋다.

식생활과 신체활동에 이어 암을 예방하는 생활습관으로 그 다음 신경써야 할 것은 금연과 금주다. 흡연과 음주는 대표적인 발암 원인으로 전반적인 신체 상태에도 영향을 주기 때문에 암을 예방하는 생활습관에서 빠지지 않는 주제다. 술과 담배는 완전히 끊는 것이 이롭지만 여러 가지 여건상 어렵다면 점진적으로 의식해서 양을 줄여야 한다.

또한 가족력이 있다면 평상시 이상 증상이 느껴지지 않더라도 예방접종이나 정기검진을 통해 신체 상태를 점검하는 시간을 갖는 것이 좋다. 아무리 의학 기술이 발달했다고 해도 암은 정복되지 않았고 예방과 조기 발견보다 좋은 방법은 없다.

암을 유발하는 1급 발암물질

암을 유발하는 위험 요인으로 꼽히는 것들이 있다. 발암물질은 인간이 섭취하거나 호흡했을 때 높은 비율로 암을 발생시키는 물질을 말한다. 발암물질을 조금 섭취하는 것만으로도 암에 걸릴 확률이 증가할 수 있는데, 생각보다 다양한 음식과 물건에 발암물질이 함유되어 있어서 평상시 충분한 주의가 필요하다. 그중에서도 암을 일으키는 것으로 확인된 대표적인 1급 발암물질은 알고 있으면 좋겠다.

첫째, 대표적인 1급 발암물질로 알코올이 있다. 알코올은 가장 친숙한 발암물질이자 의식하면 멀리 할 수 있는 것이다. 알코올에는 아세트알데하이드라는 활성 대사물질이 함유되어 있는데, 이것이 바로 1급 발암물질 중 하나로 암을 유발할 수 있다. 게다가 알코올은 다양한 활성산소 생성에 관여하고 다른 종류의 발암물질이 몸 안에 침투하기 쉽도록 중간용매 역할을 하기 때문에 조심해야 한다.

둘째, 대표적인 1급 발암물질로 손꼽히는 것으로 자외선이 있다. 자외선은 세포의 노화를 유발할 뿐만 아니라 세포 속의 DNA 파괴와 변형을 유발한다. 이러한 과정에서 정상 세포가 이상변이를 일으키며 암 세포로 발전할 수 있다. 평소에도 자외선 차단제는 꼼꼼하게 발라주는 것이 좋다.

셋째, 대표적인 1급 발암물질로 방사선 물질이 있다. 방사선 물질이라고 하면 실생활에서 그다지 접할 일이 없는 것처럼 느껴질 수 있는데, 병원에 방문해 검사할 때 쓰는 엑스레이나 CT는 방사선을 소량 포함하고 있다. 그 때문에 두경부 엑스레이의 경우 꼭 필요할 때만 선택적으로 검진할 것을 권장하는 것이다.

그밖에 잘 알려진 1급 발암물질로 벤젠, 석면, 담배 등이 있다. 근래에는 미세먼지나 스모그 또한 1급 발암물질에 포함되고 있다. 건강한 생활습관을 가진 사람도 일상생활에서 위험에 노출될 가능성이 점점 높아지고 있는 것이다. 미세먼지가 심한 날에는 외출을 삼가거나 꼭 마스크를 착용해야 하는 귀찮은 필수조항이 하나씩 늘어나고 있다.

활성산소에 대항하는 피토케미컬

산소는 사람이 호흡을 할 때 꼭 필요한 요소다. 그런데 세상에는 이로운 산소만 있는 것이 아니다. 호흡을 통해 마시는 산소의 2~3%는 활성산소로 변질된다. 활성산소는 우리 몸에 상당히 안 좋은 영향을 주는 것으로, 암과 같은 질병을 발병시키고 노화를 촉진시키는 주범이 된다. 일반 산소와 달리 매우 불안정한 상태이기 때문에 안정을 위해 다른 세포, DNA를 공격한다.

그렇다면 활성산소를 없앨 수 있는 방법이 있을까? 활성산소 제거에 도움이 되는 식품은 피토케미컬을 함유하고 있는 채소와 과일들이다(자궁근종을 예방하는 식품과 겹친다). 피토케미컬은 식물 속에 들어있는 화학물질로, 경쟁 식물의 생장을 방해하거나 각종 미생물과 해

충으로부터 자신을 보호하기 위한 것이다. 그런데 이것이 사람의 몸에 들어가면 항산화 물질이나 세포 손상을 억제하는 작용을 해서 건강을 유지시켜 준다. 비타민과 무기질이 풍부하고 혈중 콜레스테롤 저하, 염증 감소 등의 효과가 있는 것으로 밝혀지고 있다.

매 끼마다 식물성 식품을 섭취하면 암을 비롯한 많은 질병을 예방할 수 있다. 영국에서의 연구 결과에 따르면 하루 800g 정도의 식물성 식품을 섭취하는 사람들이 그렇지 않은 사람들보다 심장마비, 암으로 사망할 확률이 30%가량 낮았다고 한다. 피토케미컬은 주로 화려하고 짙은 색소에 많이 들어 있는데, 피토케미컬 함유 식품 중 몇 가지를 소개해 본다.

첫째, 붉은 색소가 함유된 식품들이다. 잘 익은 토마토에는 카로티노이드의 일종인 리코펜이 들어 있어 항암 작용을 하며 심혈관 질환을 예방하고 혈당을 저하시킨다. 베타카로틴 성분이 풍부한 당근도 좋다. 항산화 식품으로 알려져 있으며 베타카로틴 성분이 노화, 항암, 활성산소 제거에 탁월하기 때문에 적정량 섭취해 주면 좋다.

둘째, 케일, 시금치, 브로콜리 등 녹색 채소와 계란 노른자에는 루테인이 많이 함유되어 있다. 키위, 멜론 같은 녹색 과일에도 루테인이 풍부하다. 이것이 우리 몸의 면역체계를 튼튼하게 해주는 데 도움을 주고, 활성산소의 공격적인 부분도 어느 정도 방지해 준다. 또한 세포의 재생을 돕고 신진대사를 활발히 해서 우리의 건강을 지켜준다. 녹색 채소에는 식생활에서 부족해지기 쉬운 칼슘, 칼륨 같은 무기질도 많이 함유되어 있어서 육류와 곡류 같은 산성 식품을 중화하는 상쇄 효과가 있다.

최근에는 우유에 관한 논란이 제기되고 있는데, 그중 하나는 칼슘에 관한 것이다. 우유가 칼슘을 함유하고 있는 것은 맞지만 우유를 마시면 몸속의 칼슘을 밖으로 배출시키기 때문에 오히려 좋지 않다는 것이다. 이런 논란으로 우유가 꺼려진다면 칼슘 섭취를 위해서 녹색 채소가 대안이 될 수 있다.

셋째, 흰색을 띠는 마늘, 버섯류에도 피토케미컬이 들어 있다. 마늘은 대표적인 항산화 식품이다. 마늘의 성분 중 유해물질을 배출시키는 데 도움을 주는 안토크산틴이 있다. 이것이 바로 활성산소의 산화작용이 일어나는 것을 미연에 방지해 준다고 한다.

버섯은 단백질이 풍부해 밭에서 나는 고기로도 알려져 있다. 이 단백질은 간의 재생능력을 높여주는데, 베타글루칸 성분이 면역력 강화와 암세포 증식 억제를 도와 암을 예방하는 데 큰 도움을 준다. 특히 표고버섯에는 혈중 콜레스테롤을 감소시키고 고혈압, 동맥경화를 예방할 수 있는 레티난까지 풍부하다.

넷째, 블랙 푸드에는 '안토시아닌'이라는 색소 성분이 있다. 검정 또는 보랏빛을 띠는 블루베리, 가지, 검정콩, 검정깨 등을 블랙 푸드로 볼 수 있다. 암과 궤양의 예방에 탁월하며 항산화 작용은 물론 콜레스테롤 저하 기능이 뛰어나다는 사실이 밝혀졌다. 검정콩은 대사를 촉진시키고 피를 맑게 해주며 간과 신장의 해독 효과도 좋다고

237

CHAPTER 5 • 여성질환을 예방하는 필수 건강법

한다. 피가 맑아지고 피부도 깨끗해진다고 하니 갱년기 여성에게도 좋은 작용을 할 것이다.

여성암 1위, 갑상선암의 예방

2015년에 발표된 국가암정보센터의 암 유병률을 보면 여성암 순위는 갑상선암이 32.6%로 1위로 되어 있다. 내가 전문의가 되기 전만 해도 검진 사업이 활발하지 않았기 때문에 갑상선암 환자는 거의 볼 수가 없었다. 그런데 최근 갑상선암이 늘어난 이유는 검진 때문이라는 의견이 많고 아직까지도 논란이 되고 있다.

그런 의견에 동의하면서 덧붙여 갑상선암이 늘어난 이유로 조심스럽게 예측해 볼 수 있는 것이 방사선 유출이다. 지금 암이 걸리는 세대인 30~50세의 성인을 추적해 보면 체르노빌 원전사고(1986년)가 났을 때 어린이였던 사람들이다. 바람을 타고 흘러왔던 잔해가 우리나라에도 영향을 끼쳤을 것이라는 보고가 있었다. 유출 사고가 났던 체르노빌 원전 반경 30km 이내의 지역은 30년이 지난 지금도 거주 금지지역으로 되어 있으며, 사고 이후 인근 지역에서는 갑상선암, 백혈병, 유방암 등 온갖 질병이 발생했다.

후쿠시마 원전 사고 후 많은 일본 의사들이 장담하고 있는 것이 갑상선암의 발병률이 20~30년 후 높아질 것이라는 전망이다. 지금부터 검진사업을 활발히 하자는 것이 그들의 의견이다. 갑상선과 방사선의 연관성을 알게 된 것은 어이없게도 방사선이 처음 등장했을 때의 실수에 있었다. 처음 미국에 방사선치료가 등장했을 때 사람들은 열광했고, 심지어 여드름까지도 방사선치료를 했다. 저용량 방사선으로 여드름을 치료받던 청소년들에게 갑상선 질환이 발병하기 시작한 이후 그 치료는 사라졌다.

목의 가장 앞쪽, 나비 모양의 내분비기관을 우리는 갑상선 또는 갑상샘이라고 부른다. 갑상선은 갑상선호르몬을 분비해 우리 몸의 체온을 유지하고 신체 대사를 조절하는 데 중요한 역할을 한다. 특히 뼈와 신장에 작용하여 혈중 칼슘량을 조절한다. 쓰나미 사고 이후 일본 후쿠시마 원전은 아직도 해체가 진행 중이며, 여전히 방사선 물질이 함유된 오염수가 쏟아지고 있다는 사실이 전해지고 있다. 인근 지역에 살고 있는 한국인 입장에서도 결코 그냥 지나칠 수 없는 심각한 문제다. 일본이 이 오염수를 바다에 흘려보내겠다고 결정할 경우 건강을 위해 붉은 고기 대신 생선을 먹으라는 권유도 더 이상 하기 힘들어질 것이다.

갑상선의 건강을 챙기기 위해서는 꾸준한 운동과 야채의 섭취를 생활화해야 한다. 운동은 특히 갑상선 기능이 저하된 환자에게 좋다. 운동을 하면 호르몬 분비가 증가할 뿐 아니라 우울증, 근육 손실, 활력 감소를 막아주기 때문이다. 갑상선기능항진증 환자의 불면증, 우울증에도 운동은 상당히 도움이 된다고 한다. 꾸준한 운동은 역시 필수 건강법이다.

갑상선기능항진증은 호르몬이 과도하게 분비되어 갑상선 중독증 상태에 놓인 것을 말한다. 이때 브로콜리, 케일, 양배추 등의 야채를 먹으면서 기능을 완화시켜야 한다. 다만 브로콜리, 케일, 양배추는 갑상선기능저하증이 있는 분들에게는 역효과가 날 수 있으니 주의해서 섭취해야 한다. 브로콜리, 케일, 양배추에는 이소티오시아네이트류가 다량 함유되어 있는데, 원래 이소티오시아네이트류는 암세포 발생을 억제한다고 알려져 있지만 갑상선 기능을 억제하고 부기를 악화시키는 경우도 있다고 한다.

마지막으로, 충분한 물을 섭취할 것을 권한다. 체중 23kg당 1리터의 수분을 섭취해야 건강한 갑상선을 유지할 수 있다고 한다. 수분 섭취에 대해서는 착각하기 쉬운 게 바로 음료인데, 탄산음료, 과일주스, 커피 등은 당류가 많이 섞여 있기 때문에 피해야 하고 웬만하면 그냥 물을 마시는 것이 좋다. 소중한 몸을 작은 습관 하나로 건강하게 바꿀 수 있다면 기꺼이 시간과 주의력을 투자해야 하지 않을까.

자궁경부암 예방주사에 관한 논란

자궁경부암 예방주사의 안전성에 대해 궁금증을 가지고 물어보는 분들이 가끔 있다.

자궁경부암은 자궁의 입구인 자궁 경부에서 발생하는 암이며, 유방암과 더불어 전 세계적으로 여성에게 흔한 암이다. 유전적, 환경적 요인도 있지만 자궁경부암의 99%에서 HPV(인유두종 바이러스)가 발견되었기 때문에 이것이 원인으로 꼽히고 있다.

HPV(인유두종 바이러스)는 한번 감염되면 완치가 불가능하다. 간암처럼 바이러스가 원인이 된 것이기 때문에 성 경험이 시작되는 10대 후반에 HPV 감염을 예방하는 자궁경부암 예방주사를 꼭 접종하라는 것이 권장 사항이다.

이에 대한 찬반 의견이 대립하기도 하는데, 자궁경부암 예방접종을 하고 사망에 이를 정도의 쇼크가 있었던 사례가 있기 때문이다.

"자궁경부암 예방주사 안전한가요? 맞아야 할까요?" 물어본다면 의사로서 나의 대답은 "네, 그렇습니다"이다. 자궁경부암 예방접종 후 쇼크 사례는 굉장히 드문 예인 데다가 예방주사 때문에 사망한 것이라는 인과관계를 확실히 증명할 수 없었던 것으로 보이기 때문이다. 나의 소견으로는 예방주사를 권장하는 쪽이다.

흔히 먹는 감기약에도 '스티븐-존슨 증후군'이라는 위험한 피부과 응급질환으로 사망하는 경우가 드물게 있다. 그렇지만 그것을 염려하느라 감기약을 안 먹는 사람은 거의 없을 것이다. 득과 실을 확률적, 통계적으로 따져봤을 때 자궁경부암 예방 접종도 하는 게 좋다는 결론을 얻을 수 있지 않을까.

자궁에 관해서는 무심코 지나갈 수 있는 증상들이 많다. 부정출혈이 있다든가. 생리가 늦어진다든가 생리과다가 있을 수 있는데, 보통은 '그런가 보다' 하고 지나가는 경우가 많다. 자궁 건강에 대해서라면 암뿐만 아니라 다른 많은 자궁질환들이 있다. 초기엔 심각한 줄 몰랐다가 결국엔 일상생활에 불편을 일으키는 경우가 생기기 때문에 무심코 넘기기보다는 불편한 증상이 지속된다고 느껴진다면 꼭 곧바로 치료를 받기 바란다.

호르몬 불균형을
잡아주는 식품들

월경전 증후군, 생리통, 폐경기 증후군 등의 문제에 대해서, 그리고 유방암, 자궁내막증, 자궁근종의 발병에 대해서 많은 여성 건강 전문가들이 공통적으로 말하는 것이 있다. GI지수(혈당지수)가 높지 않은 질 좋은 탄수화물과 필수지방(불포화지방)이 풍부한 질 좋은 지방을 섭취할 것을 권하는 것이다. 그들은 이른바 3백 식품인 정제된 탄수화물의 과다 섭취로 인해 체지방이 축적되면서 호르몬 불균형으로 이어지는 상태를 경계한다. 필수지방, 비타민, 마그네슘, 아연 등 영양 섭취의 균형이 잘 잡힌 여성들은 호르몬 균형을 잘 맞출 수 있다고 한다.

그밖에 에스트로겐의 대사에 관여해 과다 분비를 조절해 줄 수 있는 식품으로 콩 제품, 겨자과 야채들, 섬유질이 풍부한 식품 등이 있다.

콩으로 섭취하는 식물성 에스트로겐

뇌하수체와 시상하부의 도움을 받아 난소에서 분비되는 여성호르몬은 모자르거나 지나치면 생리 주기에 변화가 생기고 피부가 거칠어지며 짜증, 두통, 생리불순 등의 증상에 시달릴 수 있다. 하루에 두부 약 50g(반 모 정도)을 먹으면 에스트로겐을 조절할 수 있다고 한다. 여성호르몬이 지나칠 때 억제하고 부족할 때 보충할 수 있다는 것이다.

대두에 함유된 폴리페놀의 한 종류인 이소플라본이라는 성분과 사포닌 성분은 강한 항산화 작용을 하는 항암 식품 중 하나다. 이소플라본은 유방암, 전립선암, 난소암, 대장암에 강력한 예방 효과가 있다. 콩 제품은 과다분비된 에스트로겐의 자극으로부터 세포의 에스트로겐 수용기를 차단하는 역할을 하기 때문에 유방암을 예방하는 효과가 있다.

하지만 대두 자체의 형태로 먹으면 체내에서 소화 흡수율이 떨어진다고 한다. 그에 비해 두부, 비지, 된장, 청국장으로 가공한 식품을 섭취하면 그 흡수율을 90% 이상 올릴 수 있다고 한다.

콩의 이소플라본은 갱년기에 나타나기 쉬운 골다공증의 위험을 낮춰주기도 한다. 칼슘이 뼈에서 녹아나오는 것을 방지하면서 칼슘 흡수율을 높이는 비타민 D의 활성에 관여하기 때문이다. 또 콩의 이소플라본은 콜라겐의 대사를 활성화해서 기미나 주름에 효과를 발휘해 피부를 건강하게 유지시킨다.

에스트로겐 대사에 관여하는 채소

GI지수가 높은 탄수화물, 포화지방, 트랜스지방을 많이 섭취하면 체내 에스트로겐의 양이 많아져서 유방암 등의 여성질환에 걸릴 위험이 커진다. 반면 케일, 겨자잎, 브로콜리, 양배추, 순무 등의 겨자과(십자화과) 야채들을 먹으면 에스트로겐의 배설을 촉진시켜 주는 효과가 있다. 이런 야채들은 매일 먹는 것이 좋다.

브로콜리 같은 겨자과 채소에는 산화방지제가 풍부하게 들어 있다. 특히 브로콜리의 디인돌리메탄이라는 성분은 유방암과 난소암을 증식시키는 단백질 생성을 억제한다고 한다. 브로콜리는 글루코사민을 갖고 있어서 설로라판이라는 강력한 항산화 효과가 있는 물질을 끌어내는 역할을 한다고 한다.

다만 브로콜리는 10분 넘게 끓이면 영양소가 파괴된다. 브로콜리의 다양한 성분을 파괴하지 않으려면 전자레인지를 이용해 조리하는 것이 좋다. 열을 이용한 요리를 하면 비타민 C, 엽산 등의 성분이 파괴되어 브로콜리의 효능이 떨어질 수 있다. 또 기름에 살짝 볶거나 올리브유가 함유된 드레싱과 함께 먹으면 지용성 비타민 A의 흡수력이 더욱 좋아진다.

다량의 칼슘과 비타민을 가지고 있는 브로콜리는 골다공증을 예방한다. 따라서 나이가 들면서 뼈가 약해지는 여성들이 섭취하면 골다공증을 미리 예방할 수 있다.

좋은 탄수화물과 좋은 지방

설탕, 포화지방, 트랜스지방, GI가 높은 정제된 탄수화물은 세트다. 사실상 따로따로 관리할 수가 없다. 온 국민의 소울 푸드라 불리고 있는 치킨을 먹는다고 생각해 보자. 닭고기니까 문제가 없을 것이라 생각하기 쉽지만 정제된 탄수화물인 밀가루나 전분을 입혀, 열을 가하면 변성되는 식용유에 튀겨낸다.

우리나라에서 주로 먹는 빵은 유럽처럼 설탕이 섞이지 않은 주식 형태의 빵이 아니다. 밀가루, 가공버터, 팜유, 설탕 등을 사용해서 대량생산을 하는 방식이 많다. 우리가 가정에서 사용하는 밀가루도 공장에서 인공 글루텐을 가미해 대량생산한 제품들이다.

『문숙의 자연치유』에서는 땅 밑으로 설치된 파이프를 통해 대량의 농약이 자동적으로 공급되는 하와이의 사탕수수밭 이야기를 한다. "사잇길을 조금 가다 보면 농약을 저장하여 공급하는 대형 탱크들이 운집해 있는데 심한 농약 냄새 때문에 숨을 쉴 수 없을 정도"라고 한다. 그리고 거둬들인 사탕수수에서 설탕물을 빼내면 새까맣기 때문에 표백제를 사용해 흰 설탕으로 바꾼다. 그 모든 것이 가장 싼 값에 설탕을 생산하기 위한 방법들로 진행된다.

설탕과 가공된 지방이 잔뜩 들어간 밀가루 음식(예를 들면 도넛)을 배가 고프지 않은데도 불구하고 밤늦게 야식으로 스트레스를 받은 상태에서 잔뜩 먹는 것이 아마도 지금까지 세상에 알려진 가장 나쁜 식습관이지 않을까 싶다.

반면에 소비자 입장에서는 가장 간편하게 한 끼를 때우기 위해 이런 음식들을 찾는다. 할 일은 너무 많고 시간은 부족하다고 생각하기 때문에 어쩔 수 없다는 것이다. 이런 음식을 먹으면서 야채를 챙겨먹을 리도 없다. 따라서 가장 중요한 것은 일상생활 전반을 돌아보고 삶의 형태를 바꾸는 것이다. 복합비타민, 오메가3, 아연 등을 알약 형태로 먹는 것도 나쁘지는 않겠지만, 그것만으로는 근본적인 해결이 안 될 것이다. 식사 구성 자체가 바뀌지 않는다면 문제는 반복될 것이다.

탄수화물 과다 섭취를 통제하기 어렵다면 당면, 통밀빵 같은 저GI 식품으로 대체해서 먹는 것도 좋은 방법이다. 저GI 식품은 혈당을 급하게 상승시키지 않는다. 콩류, 고구마, 호박을 탄수화물 대체식으로 활용하는 것도 좋을 것이다.

포화지방을 과다 섭취하지 않으려면 필수지방을 함유하고 있는 올리브유 같은 좋은 지방을 활용하면 좋다. 연어, 고등어 같은 생선이 함유하고 있는 오메가3 지방산은 콜레스테롤을 낮추고 관절염을 예방하는 데 탁월한 효과가 있다. 특히 고등어는 오메가3 지방산(일명 DHA)이 연어의 2배라고 한다. 이것은 기억력과 학습능력을 높이고 노인성 치매도 예방한다.

견과류는 식물성 지방과 비타민이 풍부해 피부를 보호하며 영양 밸런스를 위해 좋은 식품이다. 일주일에 2, 3회 땅콩 20알 이상 먹어야 눈에 띄는 효과가 나타난다고 한다. '먹는 화장품'이 되는 셈이다.

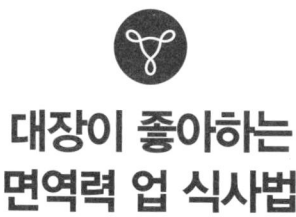

대장이 좋아하는
면역력 업 식사법

　　지금까지 현대인의 여성질환을 일으키는 위험 요인으로 지적된 과체중, 변성된 지방, 운동 부족, 탄수화물 과다 섭취, 부족해진 비타민과 미네랄 등에 대해 알아보았다.

　　이밖에도 조심해야 할 것으로는 식품첨가물, 면역 체계를 무너뜨리는 장내 환경 악화 등이 있다. 개인에 따라 차이는 있겠지만 이런 모든 것들은 서로 영향을 미치면서 복합적으로 작용해서 질병을 유발한다. 최근에는 복부비만, 고혈압, 당뇨, 고지혈증 등 심혈관 질환의 여러 위험 요인이 동시다발적으로 나타나는 대사증후군도 상당한 수에 이른다. 일명 '생활습관병'이라 부르는 질병들의 발병 시기는 점점 앞당겨지고 있다.

자궁, 칼 대지 않고 수술합니다

여성의 생애주기와 당뇨

대사증후군과 관련된 중요한 인자로 인슐린 저항성이 많이 이야기 되고 있다. 인슐린 저항성은 췌장에서 인슐린이 분비됨에도 불구하고 인슐린 작용이 감소되어 혈액 속의 포도당 양을 일정하게 유지시키지 못하는 상태를 말한다. 이로써 근육, 간 등에서 혈당을 이용하지 못해 고혈당이 유발되고 당뇨병으로 이어질 가능성이 높다.

나이가 들수록 위험해지는 질병으로 당뇨는 대표적인 것으로 꼽힌다. 특히 여성의 경우 생리, 임신, 출산의 과정을 거치면서 당뇨 유병률도 점점 높아진다. 실제 70대 이상의 여성을 연구한 결과 3분의 1이 당뇨를 앓고 있는 것으로 확인되었다. 여기에 시기별 당뇨 관리법을 정리해 보았다.

가임기에는 한 달에 한 번 겪는 생리가 여성의 건강 상태를 알려주기도 한다. 가임기 여성의 경우 갑작스럽게 체중이 늘거나 생리가 불규칙해지고 몸에 털이 많이 자란다면 다낭성난소증후군을 의심해봐야 한다. 임신을 방해하는 요소로 작용하면서 인슐린 저항성을 높여 당뇨병의 발병률을 높인다. 따라서 만약 다낭성난소증후군으로 진단을 받는다면 반드시 당뇨병 검사도 같이 진행하는 것이 좋다.

임신 기간에는 여성의 몸에서 다양한 변화가 일어난다. 특히 호르몬 변화로 인해 인슐린 저항성이 발생하면서 혈당 조절이 힘든 경우가 생긴다. 임신 전까지만 해도 당뇨의 '당' 자도 몰랐던 사람이 임신하고 나서 당뇨병 진단을 받는 경우도 있다. 이것을 '임신성 당뇨'라고 하는데, 산모와 아이 모두에게 악영향을 미친다. 검사는 임신 24~28주 사이에 하는데, 제대로 관리되지 않을 때는 아이가 호흡곤란, 황달, 저혈당, 소아비만 등의 문제를 겪을 수 있다.

40세 이후로는 국가에서 시행하는 의료사업의 혜택을 받을 수 있다. 만 40~66세 사이에는 생애전환기 건강검진에 필수검사 항목으로 혈당검사가 포함되어 있다. 혈당검사는 당뇨병 예방의 첫걸음이며 시간과 비용이 많이 투자되는 항목이 아니기 때문에 꼭 체크하기 바란다.

골밀도가 급격하게 떨어지는 폐경기(완경기) 이후에는 당뇨는 물론 골다공증의 위험이 높아진다. 폐경기 이후부터는 혈당관리, 골밀도 검사 등을 진행해야 한다.

그리고 비만은 여성질환과 밀접한 관련이 있기 때문에 체중관리는 중요하고 또 중요한 건강 비법이다. 다이어트라고 해서 마른 체격을 목표로 하는 것은 좋지 않은 일인 듯하다. 지방도 대사 과정에서 에스트로겐이 되는데, 이것은 폐경기 이후에 좋은 지방을 섭취하는 것이 중요하다는 것을 의미한다. 너무 깡마른 체격인 여성은 폐경기 이후에 오히려 나이 들어 보일 수 있다.

다만 BMI 지수 25 이상의 비만이라면 곤란하다. 비만은 유방암 발생의 주요 위험요인 중 하나이며, 특히 폐경 후 여성의 비만은 유방암 발생 위험을 높인다. 다낭성난소증후군 환자의 50% 이상은 과체중 또는 비만으로 알려져 있다. 비만은 인슐린이나 에스트로겐과

자궁, 칼 대지 않고 수술합니다

같은 호르몬의 대사에 영향을 미치며, 정상적인 세포 사멸을 저해하고 발암 환경을 촉진시키는 역할을 한다. 고도비만으로 복부지방이 5cm 이상인 경우에는 자궁근종, 자궁선근증에 대한 비수술적 치료인 하이푸 시술도 어렵다.

아이부터 어른까지, 아토피 치유법

최근에 악화된 장내 환경이 원인으로 지목되고 있는 대표적인 질병이 아토피와 크론병이다. 아이에게는 아토피, 성인에게는 크론병이 자주 언급된다. 궤양성 대장염인 크론병은 1980년대까지는 진단도 되지 않던 병이다. 1990년대부터 염증성 대장 질환이 많이 생겨나면서 등장한 것이다. 어릴 때부터 바이러스에 노출되지 않는 지나치게 깨끗한 환경에서 자라다 보니까 생겨난 것으로 예측하는 의견이 있다. 옛날에는 바닥에 과자가 떨어지면 툭툭 털고 먹었다면 지금은 확실히 그런 모습이 없어졌다.

우리 몸은 바이러스에 대응하기 위한 면역체계가 갖춰져 있다. 혈액 속 면역 체계는 림프구와 면역전달물질이 관여하는 매우 복잡하고 정교한 작동 체계다. 최근 눈에 띄게 늘어난 아토피 등의 질병은 외부 항원이 아닌 우리 몸의 정상세포를 적으로 오인해 공격하는 자가면역질환이다. 원래는 외부에서 들어온 항원에만 반응하고 자기 몸에 대해서는 반응하지 않는데, 이 시스템에 문제가 생긴 것이다.

지인 중에 알레르기로 유명한 의사가 있는데, 그가 내세우는 자연 치유법은 흙이다. 흙탕물에서 자라난 아이들은 아토피가 없다는 것이다. 알러지원을 제거한다면서 베개까지 바꾸는 방식보다는 시골에서 방학 동안 흙바닥에서 놀며 뒹굴고 땅에 떨어진 것도 툭툭 털고 주워먹고 하다 보면 자연치유로 좋아진다는 것이다. 다만 다시 개학 때 서울로 가면 다시 나빠진다는 것이 문제다. 다시 깨끗한 생활로 돌아가는 것이다.

태국을 방문했던 어느 서양 의사가 오염된 물로 보이는 곳에서 수상생활을 하는 아이들이 오히려 피부병이나 알레르기 질환이 없다는 점에 주목하고 연구해서 만든 캡슐이 있다. 유럽에서 만든 치료제인데, 태국의 강물에 사는 기생충을 캡슐로 만들었고 크론병 치료제로 쓴다고 한다.

아토피나 크론병의 식생활에서 주목하고 있는 것은 밀가루를 피하라는 것이다. 글루텐이 몸에 작용해서 장에서 독소를 남기기 때문이다. 미국에서부터 배 밑바닥에 싣고 와 세균이 잘 번식하는 환경에 노출된 밀가루가 우리가 주로 먹는 것이다. 이런 밀가루는 방부제도 많이 쓴다.

아이가 잘 먹는 소시지가 발암물질?

식품첨가물과 관련해서 최근 가장 이슈가 된 것은 햄과 소시지에 관한 세계보건기구(WHO)의 발표였다. 2015년 세계보건기구는 전세계 10개국 22명의 전문가가 800여 건에 달하는 방대한 문헌을 분석한 근거로 소시지, 햄, 베이컨 등의 가공육류를 1군 발암물질(Group 1)로 지정했다. 이 발표 후 세계적으로 갑론을박이 나오며 큰 파문이 일었다.

세계보건기구 산하의 국제암연구소(IARC)가 대장암을 유발할 수 있다며 소시지, 베이컨 같은 가공육류를 사실상 발암물질로 규정했다는 것은, 가공육이 들어간 핫도그, 햄버거 등도 암을 유발할 수 있는 물질에 포괄적으로 포함될 수 있음을 의미했다. 국제암연구소는 소금과 화학물질을 넣어 훈제되고 저장도를 높이는 공정을 거치는 만큼 가공육은 발암 가능성이 높다고 설명했다. 사실 의학계에서도 그동안 가공육과 붉은 고기가 대장암을 유발하는지 연구해 왔지만 관련성이 뚜렷하게 규명되지 않았는데, 이 발표로 육류업계가 반발하고 나섰다. 미국축산협회(NCBA)는 성명을 통해 세계보건기구의 연구에 비판적인 견해를 지닌 과학자들의 말을 동원해, 암의 양상은 매우 복잡하기 때문에 한 가지 요소를 원인으로 지목할 수 없다고 반박하기도 했다.

세계 곳곳에서 누구나 즐겨 먹는 식품인 소시지와 햄이 발암물질로 낙인 찍혔으니 전 세계가 난리가 난 것은 어쩌면 당연했다. 나라를 불문하고 소비자들은 불안해하고 육가공업계는 강한 반발을 표명했다.

세계보건기구가 발표한 1군 발암물질에는 석면, 비소, 벤젠, 벤조피렌 등 맹독성 유해물질 이외에 담배, 술, 햇빛, 자외선, 미세먼지 등이 포함되어 있다. 음식 중에는 젓갈이 그보다 몇 해 전에 이름을 올린 바 있다.

국제암연구소는 발암물질을 1군부터 4군까지 나눈다. 발암물질의 상관성이 어느 정도 증명됐느냐가 판단 기준이 되는데, 발암성이 과학적으로 입증된 것은 1군, 의심이 강하게 드는 것은 연구 근거 정도에 따라 2A군과 2B군, 위험성이 약하다면 3군과 4군으로 분류한다. 붉은 고기의 경우에는 2A군 발암물질로 분류했다.

일부 언론이 이것을 '1급 발암물질'이라고 칭함으로써 논란이 더욱 확산된 것인데, 어느 전문가는 세계보건기구는 급(grade)을 매겨 정도를 평가한 것이 아니라 '발암 가능성이 증명된 군(group)'으로 분류한다는 점을 강조하기도 했다. 발암 가능성이 증명됐다고 해서 모두 암에 걸리는 것이 아니라 섭취량과 횟수에 따라 다르므로 적당한 수준의 섭취가 문제될 것은 없다는 것이다.

가공육에 제기된 문제는 크게는 식품첨가물, 염분, 조리법의 문제다. 가공육의 식품첨가물인 아질산나트륨은 발색과 식중독을 억제하는 첨가물인데, 단백질 속 아민과 결합하면 강력한 발암물질인 니트로사민을 생성할 위험이 있다.

국제암연구소의 설명을 잘 보면 식재료로서 고기 자체가 문제인 것이라기보다 조리법에 대한 주의가 필요할 것으로 보인다. 바비큐나 프라이팬에서 요리할 때처럼 높은 온도나 직접 뜨거운 불판과 불꽃에 접촉하면서 조리하면 다환방향족탄화수소(PAHs, 벤조피렌 등)나 헤테로사이클릭아민 등 암을 유발하는 성분이 생성된다. 고기가 불에 타면 단백질이나 아미노산이 변성을 일으켜 헤테로사이클릭아민이 생기고, 고기를 구울 때 기름이 불꽃에 떨어지면 불완전 연소가 일어나면서 까만 연기가 고기에 붙는데 이때 벤조피렌이 생긴다고 한다. 베이컨을 기름에 튀기듯이 구워먹거나 스테이크나 삼겹살을 불에 태워 먹는 것은 좋지 않은 조리법이라는 것이다.

세계보건기구가 근거로 삼은 자료들처럼 육식과 대장암의 관련 위험성은 꾸준히 제기돼 왔다. 붉은 고기에 들어 있는 철분의 일종인 헴철(Heme iron)이 장 점막에서 유전자 변이를 일으켜 암이 발생하는데, 대장은 소화된 음식이 지나가고 머무는 장소여서 헴철이나 헤테로사이클릭아민과 접촉하는 시간이 길어 영향을 받는다는 설명이다.

한국인의 대장암 발병률이 높아지는 것은 채식 위주의 식사를 했던 과거와 달리 육류 섭취가 늘어난 것도 하나의 요인인 것으로 보인다. 진단기술의 발달로 발병률이 높아졌다는 의견도 있긴 한데, 어쨌든 육식을 할 때는 발암 위험을 줄여주는 비타민 D, 엽산, 칼슘, 섬유질 등을 함께 섭취하기 위해 채소를 함께 섭취하는 것을 잊지 말아야 한다. 균형잡힌 식단은 건강관리에서 필수다.

유해환경을 멀리 하고 간을 보호하라

하이푸 시술을 주된 치료법으로 하는 우리 병원에서는 원발성 간암 환자나 간 전이암 환자가 상당한 수를 차지한다. 유방암 발병 후 항암치료를 피했다가 전이되어 온 환자들도 꽤 있다.

간은 혈액 응고에 관여하는 인자를 만들며, 담즙을 만들어 지방의 소화, 흡수를 돕고 지용선 비타민을 축적하는 등의 상당히 많은 일을 한다. 또 탄수화물, 단백질, 지방의 대사, 호르몬 대사, 해독 작용과 살균 작용 등의 일을 한다. 첨가물이 많이 든 가공식품을 많이 먹는 등 식습관이 좋지 않거나 음주나 흡연 등의 습관이 있다면 가장 직접적으로 혹사당하는 신체기관이 간이라고 할 수 있다.

간 건강을 생각한다면 맵고 짠 자극적인 음식보다 기름기 없는 담백한 음식을 섭취하는 것이 좋다. 간에 좋은 음식으로는 현미, 잡곡, 율무, 수수, 보리, 생선, 콩, 부추, 귤, 사과, 복숭아, 파슬리, 샐러리, 양배추, 사과와 레몬, 당근, 차가버섯 등이 있다.

결명자는 간에 쌓인 열을 없애고, 간의 기운을 북돋아주며 해독 작용을 한다. 결명자차를 물처럼 수시로 마셔주면 좋다. 당근과 사과는 약해진 간의 비타민 대사를 개선해 주며, 사과 껍질은 담즙 형성을 돕는다. 또 당근과 사과는 혈액의 오염을 강력하게 해독해 배설시키는 작용을 하며, 장내의 좋은 균인 유산균을 증식시켜 강력한 정장 작용을 한다. 등푸른생선은 중성지방의 함량을 낮춰 간 기능 강화에 좋다. 그리고 콩으로 만든 청국장은 술, 담배로 시달린 간을 보호해

준다.

간에 나쁜 음식으로는 햄, 소시지, 어묵, 담배, 술, 흰 쌀·흰 밀가루·흰 설탕의 3백 식품, 튀김류와 같은 기름진 음식, 인스턴트 등이 있다. 또 과음과 마찬가지로 과식을 하면 간은 할 일이 많아 점점 지쳐간다.

비알코올성 지방간이 있으면 간암뿐 아니라 남성은 대장암, 여성은 유방암이 나타날 위험이 높다는 연구 결과도 있다. 지방간은 간에 지방이 5% 넘게 쌓인 상태를 말하는데, 대부분은 비만, 당뇨, 고지혈증 등과 관련된 비알코올성 지방간이다. 평소 술을 마시지 않거나 비만이 아니어도 생길 수 있다. 비알코올성 지방간으로 진단된 여성은 정상 대조군에 비해 2배가량 유방암 위험이 높다고 한다. 운동과 식생활이 중요해지는 또 다른 이유가 여기에도 있다.

참 고
문 헌

1장

- http://www.elle.co.kr/article/view.asp?MenuCode=en010205&intSno= 19936

- http://www.yonhapnews.co.kr/bulletin/2018/01/23/0200000000AKR2018
0123159400017.HTML?input=1215m

2장

- Caroline Muir and Charles Muir, *Tantra: The Art of Conscious Loving*, San Francisco : Mercury House, 1989.

- http://www.news2day.co.kr/47649

- http://www.rapportian.com/news/articleView.html?idxno=27812

- https://news.joins.com/article/11787670

- 보건복지부 중앙암등록본부 2017년 12월 발표 자료.

- 아사쿠라 쇼코, 『나잇살은 빠진다』, 이예숙 옮김, 솔트앤씨드.

- 이권세 · 조창인 · 채기원, 『좋은 지방이 내 몸을 살린다』, 솔트앤씨드.

- 크리스티안 노스럽, 『여성의 몸 여성의 지혜』, 강현주 옮김, 한문화.

- 크리스티안 노스럽, 『폐경기 여성의 몸 여성의 지혜』, 이상춘 옮김, 한문화.

- 호조 모토하루, 『의사가 가족에게만 권하는 것』, 서태호 옮김, 아침사과.

3장

- Togas Tulandi, Uterine Fibroids, 캠브리지대학출판.

5장

- Chiaffarino F, Parazzini F, La Vecchia C, Chatenoud L, Di Cintio E & Mar sico S (1999). *Diet and uterine myomas*, Obster Gynecol 94(3): 395–8

- http://hnews.kr/news/view.php?no=43423

- http://news.mk.co.kr/newsRead.php?year=2007&no=61758

- http://news.mk.co.kr/newsRead.php?year=2012&no=600559

- http://www.hankookilbo.com/v/0aafd0e21fdd42eda3fe59ff95e73c97

- Sato F, Nishi M, Kudo R & Miyake H(1998). *Nody fat distribution and Uterine leiomyomas*. J Epidemiol 8:176–80

- 高橋弘, 『好きなものを食べても太らない·病·にならない帳消しメソッド』, 日本·業出版社, 2014.

- 문숙, 『문숙의 자연치유』, 샨티.

- 크리스티안 노스럽, 『여성의 몸 여성의 지혜』, 강현주 옮김, 한문화.

- 크리스티안 노스럽, 『폐경기 여성의 몸 여성의 지혜』, 이상춘 옮김, 한문화.

- 호조 모토하루, 『의사가 가족에게만 권하는 것』, 서태호 옮김, 아침사과.

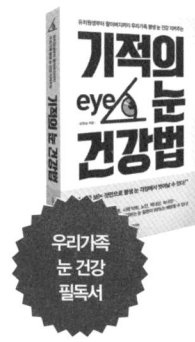

우리가족 눈 건강 필독서

기적의 눈 건강법

김영삼 지음 | 14,500원

전신의 건강은 물론 정신과 마음 건강까지 챙길 수 있는 최초의 한방 눈 건강 책!

우리 몸을 하나의 우주로 보는 한의학의 의술 기저로 안질환을 일으키는 각 원인을 분석하고 이에 맞는 침술과 탕을 처방한다. 저자가 임상으로 접한 다양한 사례를 토대로 현대인들이 겪는 안질환의 증상과 그 원인 외에도 증상을 호전시킬 수 있는 약재와 한약을 제조할 수 있는 약재의 분량까지 정확하게 소개하고 있다. 눈 건강에 도움을 주는 혈자리, 음식 그리고 눈 건강 운동 8가지도 수록해 누구나 쉽게 따라하며 안질환을 예방 및 개선할 수 있도록 했다.

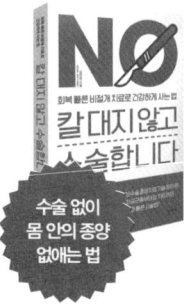

수술 없이 몸 안의 종양 없애는 법

칼 대지 않고 수술합니다

김태희 지음 | 14,500원

**"누구나 삶의 질을 유지하며 치료받을 권리가 있다!"
외과의사 김태희의 비수술적 치료법**

2,000회 이상 비수술적 치료를 해온 외과의사의 임상체험과 최근의 종양 치료에 대한 견해를 담았다. 우리 몸 속의 송양이 덩어리가 너무 커져서 치료를 받아야 할 상황이 왔을 때, 수술로 치료할 것이냐 비수술적 치료를 알아볼 것이냐 하는 문제에 대한 답을 알려준다.

현대인들의 90%는 몸에 종양이 있다고 한다. 어떤 경우에는 작아서 '결절'이라고 부르기도 하는데, 보통은 그런 것들이 우리 몸에 큰 지장을 주는 경우는 없다. 그러나 이것이 건강에 문제가 될 정도가 되었을때 어떠한 치료를 선택할 것인지에 대한 조언을 해준다.

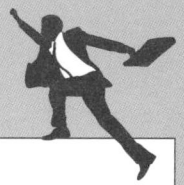

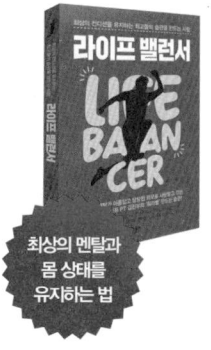

라이프 밸런서

김진우 지음 | 14,000원

셀럽들의 건강과 생활 습관을 책임지고 있는 국내 1호 life balancer 김진우가 알려주는, 건강하고 균형 잡힌 삶을 위해 당신이 할 일들

과거에는 PT가 나에게 맞는 운동을 설계해주는 '맞춤형 운동 전문가'의 개념이었다. 그러나 단순히 하나의 솔루션으로 건강을 담보할 수 있는 지금은 '균형 잡힌 삶을 설계해주는 인생 파트너'의 개념으로 바뀌고 있다.

더 좋고, 있어보이는 라이프스타일은 찾아 헤매면서 정작 자신의 삶을 좌우하는 몸과 마음의 라이프밸런스는 왜 신경 쓰지 않는가? 저자 개인의 경험과 셀러브리티들의 삶의 밸런스를 관리해준 사례를 통해 평범한 사람도 일−건강−생활의 균형을 찾을 수 있도록 구체적인 방법을 제시하는 이 책을 통해 독자들도 더욱 행복한 삶을 살 수 있을 것이다.

최상의 멘탈과
몸 상태를
유지하는 법

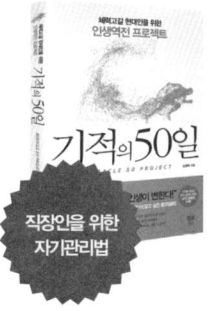

기적의 50일

김성태 지음 | 13,800원

체력고갈 현대인을 위한 인생역전 프로젝트! 건강한 몸으로 바꿔 자신감을 회복하는 데 필요한 최소한의 시간 50일

50일은 긍정적 항상성에 몸이 적응하면서 내적인 변화를 겪고, 그 결과 외적으로 몸의 변화가 나타나는 최소한의 시작점이다. 50일 동안 인생의 긍정적 변화에 적응하고 외적 변화를 경험한 사람이라면 50일 이후에는 스스로 미라클 라이프를 즐기게 된다.

'100일이 아닌 50일, 다이어트가 아닌 체력관리, 외적 변화가 아닌 내적 변화'라는 식으로 운동의 관점을 바꾸면서, 현대인이 왜 운동해야 하는지 명확한 동기를 제시하고 있다.

직장인을 위한
자기관리법

자궁근종 자가진단

- 최근 들어 생리통이 심해졌다.
- 생리 양이 갑자기 많아졌다.
- 생리 덩어리가 많이 나오거나 진해졌다.
- 생리 때가 아닌데 이상 출혈이 있다.
- 소변 보는 횟수가 잦아졌다.
- 변비가 생겼다.
- 누운 상태에서 아랫배를 만졌을 때 동그랗고 딱딱한 덩어리가 만져진다.
- 성관계 시 통증이 있다.

➜ 3개 이상 해당되면 빠른 시일 내에 검진을 받아보세요!

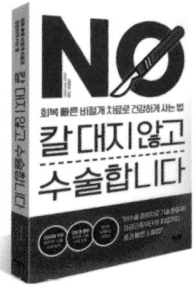

칼 대지 않고
수술합니다

회복 빠른 비절개 치료로
건강하게 사는 법

김태희 지음 | 264쪽

라온북
전화 070-7600-8230
홈페이지 www.raonbook.co.kr | www.raonpublishing.com

성공책쓰기아카데미
전화 070-7600-8235
카페 http://cafe.naver.com/successband
카카오톡 ID 성공책쓰기아카데미
교육과정 안내 http://powercollege.co.kr

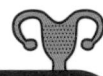

"고난이도 자궁근종도 절개 없이 치료한다!"
하이푸 외과 전문의 김태희의 무혈·무통 비수술 치료

"심한 생리통 때문에 힘들어요"

40대 중반의 여성이 심한 생리통으로 내원했다. 생리 기간 중 3일간은 다량의 진통제를 먹지 않으면 견디기 힘들었고, 생리 양도 많아서 첫날은 1시간 30분마다 생리대를 바꿔야 할 정도로 일상생활이 힘들다고 했다. 평상시에도 하복부에 묵직한 통증이 있었는데, 선근증이 척추를 따라 올라가 배꼽 근처까지 커져 있었다. 하이푸 시술 후 1개월이 지나자 생리 양도 반으로 줄면서 통증이 사라졌다.

"혈류가 너무 강해서 근종을 제거하기 힘들대요"

30대 중반의 여성이 근종 제거술을 위해 개복했다가 다시 닫고 말았다고 한다. 혈류가 너무 강하면 수술 시 조작을 하다가 감당할 수 없는 상황이 오기가 쉽다. 적출 권유를 거부하고 왔다는 환자에게 비수술적 치료인 하이푸와 혈관치료를 병행해서 시술했다. 1개월 후 생리 관련 증상은 현저하게 없어졌고 3개월 후 임신 준비를 하는 데 무리 없는 상태가 되었다.

"하이푸 시술로 아기가 생겼어요"

29세의 여성이 다른 병원에서 하이푸 시술을 한 번 했다가 실패했다며 방문했다. 선근증은 경계가 없이 부은 것이기 때문에 공격적인 시술은 하지 않는 것이 좋다. 하이푸 시술 후 생리 과다, 통증 등의 증상이 완화되었고 빨리 결혼하고 임신할 것을 권했다. 후에 이 여성은 임신 6개월이라며 소식을 전해왔다.

"난소암으로 아랫도리 통증이 너무 심해요"

30대 후반의 여성이 회음부와 항문 통증을 호소했다. 3년 전 진단받은 난소암이 전이되면서 골반 주위 신경과 직장을 압박하고 있었고, 우측 요관도 암에 눌려 있었다. 이전의 자궁적출수술로 장 유착까지 있었다. 하이푸로 장과 신경을 피하면서 암을 최대한 많이 괴사시켰고 다음날 환자는 통증이 상당한 수준으로 감소했다.

값 14,500원

03510

9 791155 323335

ISBN 979-11-55323-33-5